Das Buch zum Einfach Abnehmen System

AF223164

# Für Ihre Traumfigur

## Abnehmen mit System

Herstellung und Verlag

BoD-Books on Demand, Norderstedt

ISBN 978-3-8482-2805-8

Foodix ProNatura Marketing

© **Verlag Foodix ProNatura Marketing Ltd.**

10, O'Donoghue Shop Street, Killarney, Co. Kerry, Irland

Tel. 00 353 64 66 3 56 19, Fax  00 353 64 66 3 56 20

support@abnehmen-einfach.info www.abnehmen-einfach.info

**Bitte Fragen Sie Ihren Arzt um Rat, wenn Sie eine Diät beginnen.**

**Wichtiger Hinweis**

Alle Anregungen, Ideen und Übungen in dieser Broschüre wurden von den Autoren sorgfältig recherchiert und geprüft. Dennoch sind Sie selbst aufgefordert, in eigener Verantwortung zu entscheiden, ob und inwieweit Sie diese Vorschläge umsetzen können und möchten. Lassen Sie sich in allen Zweifelsfällen zuvor durch einen Arzt oder Therapeuten beraten. Weder Autoren noch der Verlag können für eventuelle Nachteile oder Schäden, die aus den im Buch gegebenen praktischen Hinweisen resultieren, eine Haftung übernehmen.

Das erste Buch war wie Tichys Eismarillenknödel geformt: die Marille in der Mitte mit der „Wachauer Krankheit" - jener der Justiz - mit dem Wurm in der Marille.

ISBN 978-3-7583-7364-0

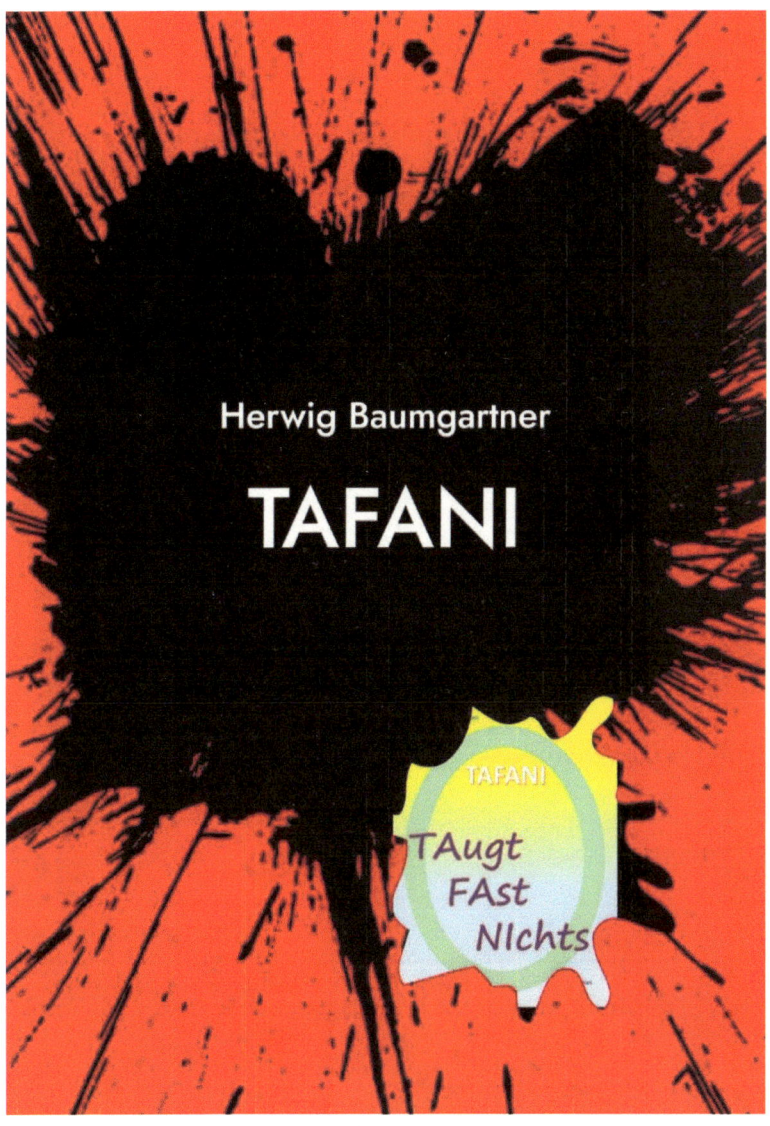

Die Geschichte der Kinder Baumgartner - der Auslöser der Maßnahmenfolter im Detail geschildert und mit allen Fakten.

ISBN 978-3-7583-3060-5

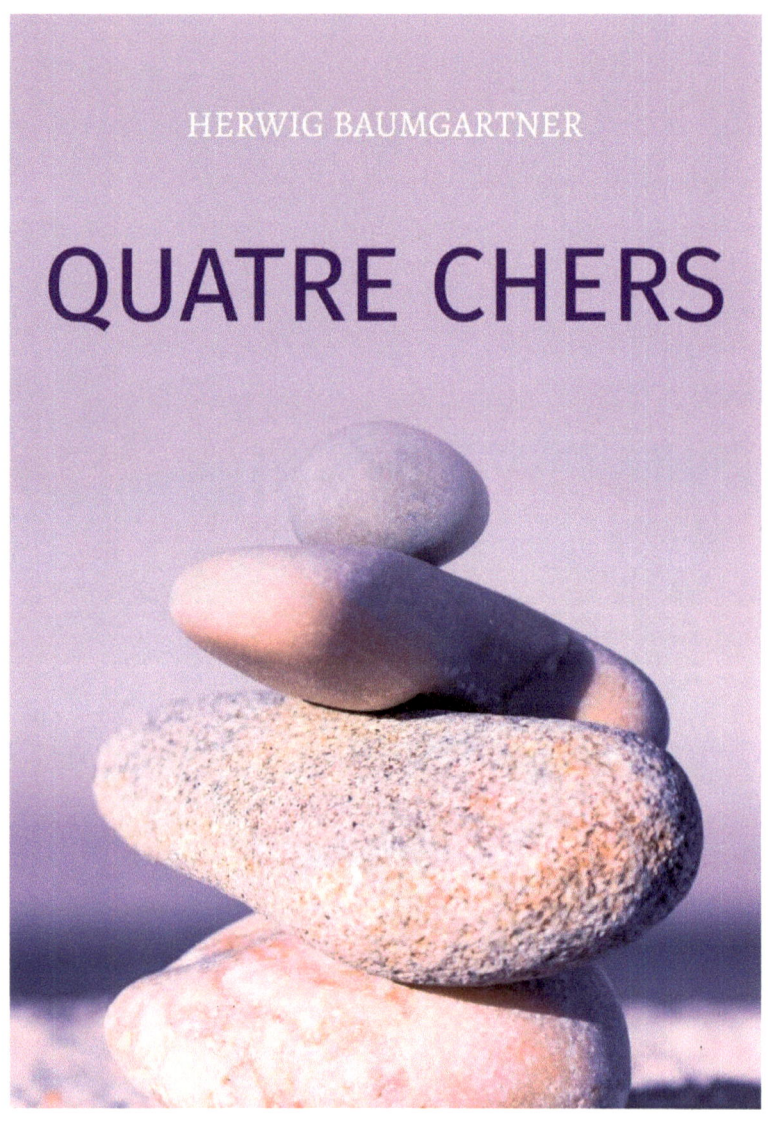

# Inhalt

# Vorwort

Herzlichen Glückwunsch zum Kauf unseres Systems. Bei der Entwicklung haben wir größten Wert darauf gelegt, dass Sie unser System möglichst schnell und einfach umsetzen können. Denn wir wollen Ihnen keine entbehrungsreiche Diät zumuten oder Sie mit einem Sportprogramm für einen Marathonläufer quälen. Das würde ohnehin nicht lang funktionieren.

Wir möchten Ihnen ein wohldurchdachtes Konzept an die Hand geben, das wir Ihnen mit dieser Broschüre erläutern. Ein paar Veränderungen in Ihrem Alltag werden wir Ihnen empfehlen. Aber Sie werden überrascht sein, wie einfach es ist, unser System in Ihren Tagesablauf zu integrieren und hoffentlich schon bald Stolz auf Ihren Abnehmerfolg sein.

Gesundheit ist für jeden von uns eine wichtige Angelegenheit, da ein guter Gesundheitszustand einen unschätzbaren Gewinn darstellt. Unlängst haben die Angewohnheiten, viel zu sitzen, unregelmäßige Essgewohnheiten sowie sich wandelnde Freizeitbedürfnisse unsere Gesundheit nachteilig beeinflusst.

Eines der Hauptprobleme ist der Überschuss von Fett. Dieser Überschuss führt zu Fettleibigkeit. Viele Leute leiden nicht nur an körperlichen Problemen, sondern erleiden auch ein emotionales Trauma. Es gibt Millionen von Leuten, die abnehmen möchten und Fettpolster an gewissen Körperteilen verringern wollen.

Es gibt so viele Fitnessprogramme wie Aerobic, Yoga, Gymnastik und so weiter, die Programme zum Abnehmen eingeführt haben.

Millionen von Personen – vielleicht sind Sie eine davon – haben die Erfahrung gemacht, wie effektiv diese Programme sein können. Aber es ist nicht so einfach, diese Programme durchzuführen. Wir müssen so viel opfern und uns dafür einsetzen.

Manchmal brauchen die etwas dicklicheren und vor allem die fettleibigen Leute länger als die weniger dicken, um abzunehmen.

Eine Diät ist die am meisten verbreitete Vorgehensweise, wenn es darum geht, Extrapfunde zu verlieren. Sie ist aber nicht immer die beste, da sich viele für einige Tage herunterhungern und dazu neigen, dann wieder mehr zu sich zu nehmen, um ihr Verlangen nach Essen zu stillen.

Sie erfordert die Anpassung unserer täglichen Essgewohnheiten, und bevor man eine Diät beginnt, sollte man einen Ernährungsberater aufsuchen.

Personen, die übergewichtig sind, haben ein erhöhtes Risiko einer koronaren Herzkrankheit, eine erhöhte Überbelastung der tragenden Gelenke, verringertes Selbstbewusstsein und ziehen Beziehungen mit Mitmenschen in Mitleidenschaft. Sie beschränken ihre täglichen Aktivitäten und setzen ihr Leben einem größeren Risiko aus. Fettleibigkeit ist mit einer Reihe körperlicher sowie psychischer Probleme verbunden.

Es gibt Millionen von Leuten, die unter Fettleibigkeit leiden. In den letzten 20 Jahren hat die Fettleibigkeit unter Erwachsenen deutlich zugenommen. Ein Problem, das mit den Essgewohnheiten zusammen hängt, ist Fettleibigkeit.

Emotionales Leiden kann eines der schmerzhaftesten Bestandteile der Fettleibigkeit sein. Viele Leute irren sich, indem sie annehmen, fettleibige Menschen seien gefräßig, faul, oder beides.

Als Ergebnis davon stehen fettleibige Menschen oft Vorurteilen oder Diskriminierung auf dem Arbeitsmarkt, in der Schule und in gesellschaftlichen Situationen gegenüber. Gefühle wie Ablehnung, Scham oder Depressionen sind weit verbreitet.

Wissenschaftlich ausgedrückt entsteht Fettleibigkeit, wenn ein Mensch mehr Kalorien zu sich nimmt als er verbraucht. Einige Leute neigen zur Fettleibigkeit, da sie weniger Kalorien zum Überleben benötigen als schlankere Leute.

Das Ungleichgewicht der Kalorieneinnahme und der Kalorienverbrennung ist von Mensch zu Mensch verschieden. Daher kann sich eine genetisch bedingte Tendenz zur Fettleibigkeit in einem verringerten Stoffwechselumsatz äußern.

# Die einzelnen Bausteine

Mit unserem System bekommen Sie vielfältige Unterstützung bei Ihrem Ziel, Ihr Gewicht zu verringern. Im Einzelnen besteht unser System aus den folgenden Bausteinen.

## Das Buch *Für Ihre Traumfigur*

Dieser Bestandteil ist recht einfach auszumachen, Sie lesen gerade darin. Hier erklären wir Ihnen genau, wie Sie mit unserem System einfach und gesund abnehmen können. Sie bekommen alle nötigen Informationen, um sofort anzufangen, und unser System erfolgreich bis zu Ihrem Wunschgewicht anzuwenden.

## Online-Kundenbereich

Im Online-Kundenbereich bekommen Sie eine Fülle von Informationen zur einfachen Umsetzung unseres Systems. Haben Sie unser System für drei Monate bestellt, dann können Sie den Kundenbereich auch für alle drei Monate nutzen. Im Kundenbereich bekommen Sie folgende Leistungen:

- Berechnung Ihres Body-Mass-Index sowie Ihres Tagesbedarfs an Lipos.

- Auf Sie individuell abgestimmte Rezeptvorschläge entsprechend Ihres Grundumsatzes.

- Lipos für viele Lebensmittel.

- Individueller Email-Support.

Den Zugangscode und die Webadresse haben wir Ihnen automatisch zusammen mit der Benachrichtigung über den Versand der Ware per Email zugeschickt.

# Die Kapseln

Die Kapseln sind ein Nahrungsergänzungsmittel. Diese sind nicht dazu geeignet, Krankheiten zu heilen. Die Zutaten finden Sie auf der Verpackung der Kapseln.

Unsere Kapseln werden in Deutschland hergestellt und unterliegen einer ständigen Qualitätskontrolle. Die Herstellung erfolgt nach dem hohen Qualitätsstandard "GMP" (Good Manufacturing Practice) bzw. unterliegt dem deutschen Lebensmittelrecht. Unternehmen, welche nach GMP produzieren, richten sich nach dem Qualitätsstandard der WHO (World Health Organisation), erfüllen die rechtlichen Anforderungen und gewährleisten Produktsicherheit durch nachweislich sichere Herstellungs- und Prüfprozesse.

Wir empfehlen, vor der ersten Mahlzeit des Tages eine Kapsel zu verzehren. Sie können die Kapsel im ganzen mit etwas Wasser schlucken oder aber die Kapsel öffnen und das Pulver entnehmen. Wenn Sie letzteres tun, dann sollten Sie das Pulver in Joghurt o.ä. einrühren, da das Pulver pur genossen nicht unbedingt jedermanns Geschmack ist.

# Was bedeutet überhaupt Übergewicht?

Übergewicht wird meist als Verhältnis zwischen Körpergröße und Gewicht ausgedrückt. Mit dem Body-Mass-Index (BMI) können Sie feststellen, ob Sie Übergewicht, Untergewicht oder Idealgewicht haben.

Der BMI wird nach einer einfachen Formel ermittelt, bei der das Verhältnis zwischen Körpergröße und Gewicht berechnet wird. Man teilt das Gewicht in Kilogramm durch das Quadrat der Größe in Metern. Ihren BMI können Sie im Online-Kundenbereich berechnen.

Nach der Deutschen Gesellschaft für Ernährung (DGE) liegt der ideale BMI bei Frauen zwischen 19 und 24, bei Männern zwischen 20 und 25.

**Beispiel:** Bei einer Größe von 172 cm wiegen Sie 85 Kilogramm. Das ergibt einen BMI von ($85 : 1{,}72^2 = 85 : 2{,}9584$) 28,73.

## Wie Sie Gewicht verlieren oder zunehmen

Gene bestimmen, wie viele Fettzellen in Ihrem Körper sind und wie Ihr Stoffwechsel funktioniert. Manche Menschen werden gewissermaßen dick geboren, andere wiederum bleiben dünn - egal wie viel sie essen. Damit wird Ihr Körpergewicht und Aussehen von

Faktoren beeinflusst, die Sie wenig beeinflussen können. Aber das bedeutet nicht, dass es Ihre Bestimmung ist, dick zu bleiben!

Wissenschaftlich betrachtet, entsteht Übergewicht, wenn eine Person mehr Kalorien zu sich nimmt als sie verbraucht. Einige Menschen sind genetisch vorprogrammiert, leichter übergewichtig zu werden, da sie weniger Kalorien zum Leben benötigen als dünnere Menschen.

Andere verbreitete Gründe für Übergewicht sind:

- einige Krankheiten können zu Übergewicht führen oder begünstigen, u.a. Schilddrüsenunterfunktion oder Cushing Syndrom

- Depressionen

- bestimmte neurologische Probleme, die zu übermäßiger Nahrungsaufnahme führen

- Medikamente wie z.B. Steroide und bestimmte Antidepressiva

Aber letztlich ist es völlig egal, aus welchem Grunde Sie übergewichtig sind bzw. Gewicht verlieren wollen – mit dem *Einfach Abnehmen* System können auch Sie es schaffen!

# Vorteile eines gesunden Körpergewichts

Die Vorteile eines aus medizinischer Sicht ausgewogenen Körpergewichts sind vielfältig und zahlreich. Um nur ein paar zu nennen:

- geringeres Risiko für Herzerkrankungen und Herzinfarkt

- Vermeidung eines erhöhten Blutdruck

- Vermeidung von Diabetes

- Vermeidung von bestimmten Schmerzen, die mit einem hohen Körpergewicht einher gehen, insbesondere des Bewegungsapparates

- Verringerung des Risikos für verschiedene Krebserkrankungen

- Erhöhung des Selbstbewusstseins

Ein gesundes Körpergewicht kann eine große Verbesserung für Ihre Gesundheit und Ihr persönliches Wohlbefinden bringen. Sie sehen Dinge aus einer anderen Perspektive und Sie gehen Beziehungen mit anderen Menschen leichter und weniger belastet ein. Und Sie haben soviel überschüssige Energie, die Sie in Ihrem Leben einsetzen können.

# Warum andere Diäten scheitern

Die „Rückfallquote", also der Anteil der Menschen, die mit einer Diät letztendlich scheitern, liegt bei etwa 98 %. Von 100 Menschen, die voller Zuversicht eine Diät starten, am Anfang vielleicht auch kleinere Erfolge haben, wiegen nach einem Jahr 98 genausoviel oder sogar mehr als vorher. Die Chance, beim Roulette zu gewinnen, ist damit um etwa ein Drittel höher als langfristig erfolgreich eine Diät abzuschließen.

Viele Menschen haben eine regelrechte Diätkarriere hinter sich, bei der sich eine Diät an die nächste anschließt. Und nach jeder Diätphase liegt das Ausgangsgewicht immer ein bisschen höher. So startete eine 16jährige junge Frau auf Anraten ihres Frauenarztes mit ihrer ersten Diät. Die junge Frau hungerte sich in zwei Monaten von 75 Kilo (bei 1,78 Metern Größe) auf 69 Kilo herunter, um dann innerhalb von vier Monaten wieder bei 79 Kilo zu landen. Unzählige Diäten und etwa 14 Jahre später war die heute 30 Jahre alte Frau bei 118 Kilo Körpergewicht angelangt. Nach jeder Diät setzte der JoJo-Effekt ein; nach fast jeder Diät waren hinterher ein paar Pfunde mehr drauf als vorher abgehungert wurden. Ein Teufelskreis!

Die Gründe, aus denen viele Diäten letztendlich scheitern, sind vielfältig, u.a.

- Die Diät sieht dauerhaft nicht erreichbare Ess- und Sportgewohnheiten vor. Wer hat schon am Tag zwei Stunden Zeit zum Joggen oder wird von einer Scheibe Knäckebrot satt?

- Bei vielen Diäten entsteht nach einiger Zeit Heisshunger. Die regulären Mahlzeiten werden zwar nach den Diätregeln verzehrt, aber spät abends kommt das Verlangen nach Schokolade, Salzgebäck etc.

- Während der Diät gibt es lange Phasen, in denen nicht weiter abgenommen oder sogar (geringfügig) zugenommen wird. Ohne Erfolge schwindet die Motivation schnell.

- Diäten zielen häufig auf eine einseitige Ernährung ab, sei es bestimmtes Obst, Suppen oder ähnliche Speisefolgen, die einem nach einer Woche recht schnell langweilig werden.

- Die Diät berücksichtigt nicht, dass eine zeitweilige Mangelernährung bei Rückkehr zu „normaler" Kost fast zwangsläufig einen „JoJo-Effekt" auslöst.

# Das System im Detail

Nach unserem System gibt es keine starren Verbote. Denn das führt nur dazu, dass Sie besondere Lust auf das verbotene Lebensmittel bekommen. Bei unserem System gibt es auch kein mühsames Kalorienzählen. Das hält auf Dauer kaum einer durch und ist häufig undurchsichtig.

Wir geben Ihnen statt dessen einen Maßstab an die Hand, mit dem Sie viel einfacher die für Sie gesunden und wichtigen Lebensmittel zusammenstellen.

## Es ist so einfach

Kombinieren Sie täglich nach Belieben die Lebensmittel, die Sie mögen, bis Sie 100 Lipos zusammen haben und Sie werden eine Basis für eine dauerhafte und gesunde Gewichtsabnahme gelegt haben.

Im Online-Kundenbereich können Sie, individuell auf Ihren Körper abgestimmt, auch Ihren persönlichen täglichen Lipopunkte-Wert berechnen. Dieser kann über oder unter dem Durchschnittswert von 100 Lipos liegen.

Mit dem Lipo-Punktesystem haben Sie auch eine einfache Kontrolle darüber, wie viel Sie von einem Lebensmittel essen können bzw. ob es Ihnen das Wert ist. 100 Gramm Kartoffelchips z.B. haben 46 Lipos. Diese 100 Gramm entsprechen also 46 %, also knapp die

Hälfte, der für einen Tag vorgesehenen Lebensmittel. Wenn Sie 100 Gramm Kartoffelchips knabbern möchten, dann sollten Sie an diesem Tag nur noch Lebensmittel im Wert von 54 Lipos zu sich nehmen. Das entspricht in etwa einem Frühstück und einem Mittagessen oder einem Abendessen aus unseren Rezeptvorschlägen in dieser Broschüre. Sie sollten aber unbedingt darauf achten, dass Sie sich möglichst vielseitig ernähren, um ausreichend mit Nährstoffen versorgt zu sein.

In dieser Broschüre haben wir Ihnen die Lipos für die wichtigsten Lebensmittel zusammengestellt. Im Onlinebereich finden Sie zusätzlich die Werte für viele weitere Lebensmittel. Daneben haben wir in dieser Broschüre außerdem leckere Rezeptvorschläge mit 100 Lipos pro Tag für eine Woche zusammengestellt. Viele weitere Rezepte finden Sie ebenfalls im Onlinebereich.

Zusätzlich verzehren Sie vor der ersten Mahlzeit des Tages eine Kapsel. Die sorgfältig ausgewählten Inhaltsstoffe unterstützen unser System, mit dem Sie Ihr Wunschgewicht erreichen wollen.

Trinken Sie genug! Wir empfehlen, 2 – 3 Liter Flüssigkeit am Tag zu sich zu nehmen. Das hört sich nach einer ganzen Menge an, aber 10 Gläser verteilt über den Tag ist nicht mehr ganz so schwer. Ein Glas vor dem Frühstück, jeweils zwei vor Mittag- und Abendessen und es sind nur noch fünf weitere Gläser, die sich über den Tag verteilen.

# Häufige Fragen zu den Kapseln

*Gibt es Nebenwirkungen?*

Es sind keine Nebenwirkungen bekannt. Unsere Kapseln sind ein hochwertiges Lebensmittel aus deutscher Produktion und stehen unter sorgfältiger Kontrolle.

*Wieviele Broteinheiten (BE) hat eine Kapsel?*

Die Tagesmenge, also eine Kapsel, hat etwa 0,01 Broteinheiten (BE).

*Wann sollten die Kapseln verzehrt werden?*

Am besten ist es, wenn Sie die Kapsel vor der ersten Mahlzeit des Tages verzehren. Die Wirkung des *Einfach Abnehmen* Systems sollte in wenigen Tagen, spätestens nach ein bis zwei Wochen eindeutig zu spüren sein.

*Beinträchtigen die Kapseln die Wirkung der Anti-Baby-Pille?*

Nein, die Kapseln haben keinen Einfluss auf die Anti-Baby-Pille.

*Soll ich Sport treiben?*

Das System ist so konzipiert, dass Sie keine kraft- und zeitraubenden sportlichen Anstrengungen einplanen müssen. Versuchen Sie trotzdem, sich etwas mehr zu bewegen als früher - schon ein kleiner Spaziergang regt die Fettverbrennung stärker an und unterstützt Ihren Kreislauf.

*Was mache ich bei unregelmässigen Essenszeiten, ich nehme kein Frühstück zu mir?*

Wir empfehlen, die Kapseln vor der ersten Mahlzeit des Tages zu verzehren. Wenn das z.B. mittags ist, dann ist das die richtige Zeit.

Beachten Sie bitte, dass die Kapseln ein Bestandteil des Gesamtsystems von Ernährung und Bewegung sind.

# 7 Goldene Regeln zum gesunden Abnehmen

1.  Das Fett muss weg – erst einmal vom Teller! Nur 60 bis 70 Gramm am Tag sollten es sein und die sind schnell erreicht. (Eine Currywurst mit Pommes hat schon mehr als die Hälfte davon). Nehmen Sie nicht mehr als 30 bis 40 Gramm als Streich- und Kochfett zu sich.

2.  Reduzieren Sie den Fettgehalt ihrer Lebensmittel wie Käse, Wurst, Milch und Joghurt um eine Stufe. Beispiel: Kaufen Sie statt einem 40%-igen Edamer jetzt den mit 30 Prozent. Oder: Statt Creme fraiche, lieber saure Sahne nehmen. Wichtig: Sie müssen nicht auf die absolute Magerstufe reduzieren. Eine Stufe tiefer reicht.

3.  Essen Sie sich satt an Kohlehydraten wie Kartoffeln, Nudeln, Reis und Vollkornprodukten. Diese stärkereichen Lebensmittel sind praktisch fettfrei, haben mehr Volumen und sättigen gut und lang anhaltend.

4.  Nehmen Sie fünf am Tag - und zwar fünf Portionen buntes, frisches Obst und Gemüse. So bekommen Sie täglich die wichtigsten natürlichen Vitamine und positiven Vitalstoffe. So bleiben Sie gesund, fit und bei Wohlbefinden.

5.  Es gibt keine gesunden oder ungesunden Lebensmittel: Auch 2 bis 3 mal Fleisch in der Woche ist in Ordnung,

schneiden Sie aber unbedingt die Fettränder ab. Süßigkeiten sind kein Tabu! Wichtig: Statt Schokolade (1 Tafel hat 35 Gramm Fett) lieber fettfreie Weingummis oder Russisch Brot wählen.

6. Schluss mit starren Verboten: Der Vorsatz "Nie wieder Süßes" lässt Sie garantiert nur an Pralinen und Sahnetorte denken. Planen Sie ruhig etwas Schokolade oder ein paar Kekse ein. Totaler Verzicht führt nur zum Misserfolg.

7. Laufen oder mal etwas Walking statt Busfahren. Wenn Sie gar keine Zeit für Sport freischaufeln können: Bauen Sie so oft wie möglich kleine Bewegungsaktivitäten in Ihren Alltag ein!

# Sport muss nicht Mord sein

Unser System sieht zwar nicht zwingend sportliche Aktivitäten vor, wir können Ihnen diese aber dennoch empfehlen. Zum einen wird unser System dadurch besser (schneller) funktionieren, zum anderen erhöhen Sie zusätzlich Ihr körperliches Wohlbefinden und Ihren Gesundheitsstand.

Wir empfehlen Ihnen, am Morgen einer gemäßigten sportlichen Aktivität nachzugehen, und zwar weil

- eine Trainingseinheit am Morgen Ihren Kreislauf anspringen lässt und ihn für bis zu 24 Stunden erhöht. Das bedeutet, Sie verbrennen den ganzen Tag mehr Kalorien, nur weil Sie am Morgen trainiert haben.

- Sie sich nach einem Training am Morgen den ganzen Tag voller Energie fühlen werden.

- viele Menschen finden, dass ein Morgentraining ihren Appetit reguliert – Sie haben weniger Hunger und sie suchen sich gesündere Lebensmittel aus.

- sich bei einem regelmäßigen Aufstehen zur selben Zeit Ihr endokrines System und Ihr circadianer Rhythmus daran anpassen. Dadurch bereitet sich Ihr Körper einige Stunden bevor Sie aufstehen auf das Aufstehen und Trainieren vor. Und das hat für Sie folgende Vorteile:

- Es ist bedeutend einfacher, aufzustehen. Wenn Sie jeden Tag zu einer anderen Zeit aufstehen und trainieren, dann ist Ihr Körper niemals vorbereitet.

- Ihr Kreislauf und alle beim Trainieren benötigten Hormone steigen bereits während Sie schlafen an. So fühlen Sie sich wacher und energiegeladener, wenn Sie dann tatsächlich aufwachen.

- Hormone bereiten Ihren Körper auf das Training vor, indem diese Blutdruck, Herzrhythmus und Blutfluss zu den Muskeln etc. regulieren.

- Für viele Menschen wird diese festgelegte Zeit an jedem Morgen zu etwas, auf das sie sich freuen. Es ist Zeit, die man sich geschaffen hat, um etwas Gutes für sich zu tun – für den Körper und Geist.

- Die Forschung hat gezeigt, dass Training zu geistiger Höchstleistung führt und zwar für bis zu zehn Stunden. Es macht keinen großen Sinn, diese Zeit zu verschlafen.

- Training am Morgen ist der einzige Weg, um sicher zu gehen, dass nicht irgendetwas anderes das Training aus Ihrem Terminkalender vertreibt. Wenn der Tag hektisch wird, dann wird das Training meistens zurückgestellt.

- Wenn es schwierig wird, eine bestimmte Zeit zum Trainieren zu finden, dann wird es jeder schaffen, 30 oder 60 Minuten früher aufzustehen. Wenn es nötig ist, dann gehen Sie etwas früher zu Bett. Die Forschung hat allerdings gezeigt, dass

Menschen, die trainieren, einen besseren Schlaf haben und daher meistens auch weniger Schlaf benötigen.

# Abnehmen mit Joggen

Von allen Sportarten haben sich Joggen und Walking als am Effektivsten gezeigt. Dabei sind das die Sportarten mit dem geringsten Bedarf an Ausrüstung. Eine geeignete Strecke ist meist schnell gefunden. Und viel mehr als ein paar gute Turnschuhe und ggf. Walkingstöcken braucht man nicht.

Wichtig ist dabei nur, dass man sich am Anfang nicht selbst überschätzt und mit einer zu hohen Geschwindigkeit startet. Das führt nur dazu, dass man nach ein paar Minuten entnervt aufgibt. Langsam anfangen und stetig steigern ist das Mittel der Wahl!

# Trainingsplan

Lassen Sie sich nicht von vermeintlichen Traingsplänen im Internet abschrecken, nach denen schon 40 Minuten gelaufen werden muß, um auf eine Laufzeit von unter 23 Minuten für einen 5.000 Meter Lauf zu kommen.

Mit dem folgenden Trainingsplan können Sie als absoluter Einsteiger in nur 4 Monaten zum Läufer mit guter Ausdauer werden. Dabei steigert sich das Laufpensum kontinuierlich von anfangs 20 Minuten Laufen und Gehen bis auf 60 Minuten Laufen. Ausserdem haben wir noch einen Plan für den absoluten Anfänger, bei dem noch kleiner angefangen wird. Denn ein Trainingsplan nützt ja nicht viel, wenn schon die Einheiten der ersten Woche ein Hindernis sind.

Bitte versuchen Sie, die angegebenen Zeiten durchzulaufen. Machen Sie dabei bitte nicht den Fehler, ein zu hohes Tempo zu wählen. Sie sollten sich nach dem Laufen bereits auf das nächste Training freuen können.

In den ersten Wochen laufen Sie am besten zweimal – besser wäre dreimal. Ab der siebten Woche sollten Sie mindestens dreimal, höchstens viermal, laufen. Vergessen Sie dabei bitte nicht, zwischen den Trainingseinheiten Erholungsphasen von mindestens einem Tag einzulegen. Suchen Sie sich eine flache Laufstrecke mit möglichst weichem Untergrund.

Wenn Sie die Einheiten der ersten Woche nicht schaffen, dann fangen Sie bitte mit dem Trainingsplan für den absoluten Anfänger an.

## Vom Einsteiger zum guten Läufer

### Woche 1

- 2 Minuten Laufen, 2 Minuten Gehen,
- 2 Minuten Laufen, 4 Minuten Gehen,
- 2 Minuten Laufen, 2 Minuten Gehen,
- 2 Minuten Laufen, 4 Minuten Gehen
  **20 Minuten Gesamtzeit**

## Woche 2

- 2 Minuten Laufen, 2 Minuten Gehen,
- 2 Minuten Laufen, 2 Minuten Gehen,
- 2 Minuten Laufen, 2 Minuten Gehen,
- 2 Minuten Laufen, 2 Minuten Gehen,
- 1 Minute Laufen, 3 Minuten Gehen

  **20 Minuten Gesamtzeit**

## Woche 3

- 3 Minuten Laufen, 2 Minuten Gehen,
- 3 Minuten Laufen, 2 Minuten Gehen,
- 3 Minuten Laufen, 2 Minuten Gehen,
- 3 Minuten Laufen, 4 Minuten Gehen

  **22 Minuten Gesamtzeit**

## Woche 4

- 5 Minuten Laufen, 2 Minuten Gehen,
- 3 Minuten Laufen, 2 Minuten Gehen,
- 5 Minuten Laufen, 2 Minuten Gehen,
- 3 Minuten Laufen, 2 Minuten Gehen

  **24 Minuten Gesamtzeit**

## Woche 5

- 5 Minuten Laufen, 2 Minuten Gehen,
- 3 Minuten Laufen, 2 Minuten Gehen,
- 4 Minuten Laufen, 2 Minuten Gehen,
- 5 Minuten Laufen, 2 Minuten Gehen

  **25 Minuten Gesamtzeit**

## Woche 6

- 5 Minuten Laufen, 2 Minuten Gehen,
- 3 Minuten Laufen, 2 Minuten Gehen,
- 5 Minuten Laufen, 2 Minuten Gehen,
- 6 Minuten Laufen, 2 Minuten Gehen

  **27 Minuten Gesamtzeit**

## Woche 7

- 5 Minuten Laufen, 2 Minuten Gehen,
- 7 Minuten Laufen, 2 Minuten Gehen,
- 5 Minuten Laufen, 2 Minuten Gehen,
- 4 Minuten Laufen, 2 Minuten Gehen

  **29 Minuten Gesamtzeit**

## Woche 8

- 6 Minuten Laufen, 2 Minuten Gehen,
- 10 Minuten Laufen, 2 Minuten Gehen,
- 5 Minuten Laufen, 2 Minuten Gehen,
- 5 Minuten Laufen, 3 Minuten Gehen

  **35 Minuten Gesamtzeit**

## Woche 9

- 6 Minuten Laufen, 2 Minuten Gehen,
- 12 Minuten Laufen, 2 Minuten Gehen,
- 5 Minuten Laufen, 2 Minuten Gehen,
- 4 Minuten Laufen, 3 Minuten Gehen

  **36 Minuten Gesamtzeit**

## Woche 10

- 9 Minuten Laufen, 2 Minuten Gehen,
- 10 Minuten Laufen, 2 Minuten Gehen,
- 15 Minuten Laufen, 3 Minuten Gehen
  **41 Minuten Gesamtzeit**

## Woche 11

- 10 Minuten Laufen, 2 Minuten Gehen,
- 10 Minuten Laufen, 2 Minuten Gehen,
- 9 Minuten Laufen, 2 Minuten Gehen,
- 5 Minuten Laufen, 3 Minuten Gehen
  **43 Minuten Gesamtzeit**

## Woche 12

- 11 Minuten Laufen, 2 Minuten Gehen,
- 12 Minuten Laufen, 2 Minuten Gehen,
- 12 Minuten Laufen, 2 Minuten Gehen,
- 5 Minuten Laufen, 3 Minuten Gehen
  **49 Minuten Gesamtzeit**

## Woche 13

- 14 Minuten Laufen, 2 Minuten Gehen,
- 15 Minuten Laufen, 2 Minuten Gehen,
- 16 Minuten Laufen, 3 Minuten Gehen
  **52 Minuten Gesamtzeit**

## Woche 14

- 20 Minuten Laufen, 2 Minuten Gehen,
- 19 Minuten Laufen, 2 Minuten Gehen,

- 9 Minuten Laufen, 3 Minuten Gehen
  **55 Minuten Gesamtzeit**

## Woche 15

- 25 Minuten Laufen, 2 Minuten Gehen,
- 24 Minuten Laufen, 2 Minuten Gehen,
- 2 Minuten Laufen, 2 Minuten Gehen
  **57 Minuten Gesamtzeit**

## Woche 16

- 28 Minuten Laufen, 4 Minuten Gehen,
- 26 Minuten Laufen, 2 Minuten Gehen
  **60 Minuten Gesamtzeit**

## Woche 17

- 41 Minuten Laufen, 2 Minuten Gehen,
- 17 Minuten Laufen
  **60 Minuten Gesamtzeit**

## Woche 18

- 60 Minuten Laufen
  **60 Minuten Gesamtzeit**

Nach Abschluß dieses Programms können Sie eine Stunde joggen und haben eine gute Kondition. Von hier aus ist es ein relativ kleiner Schritt, um etwa für einen Halbmarathon zu trainieren. Ein Trainingsprogramm dafür wäre kürzer.

# Vom absoluten Anfänger zum Einsteiger

Der Trainingsplan für Einsteiger sieht eine gewisse Grundkondition vor. Wenn Sie noch nicht so weit sind, dann fangen Sie mit diesem Plan an.

## Woche 1 & 2

- 15 Minuten Gehen
  **15 Minuten Gesamtzeit**

## Woche 3 & 4

- 20 Minuten Gehen
  **20 Minuten Gesamtzeit**

## Woche 5

- 1 Minute Laufen, 9 Minuten Gehen
- 1 Minute Laufen, 9 Minuten Gehen
  **20 Minuten Gesamtzeit**

## Woche 6

- 1 Minute Laufen, 4 Minuten Gehen
- 1 Minute Laufen, 4 Minuten Gehen
- 1 Minute Laufen, 4 Minuten Gehen
- 1 Minute Laufen, 4 Minuten Gehen
  **20 Minuten Gesamtzeit**

## Woche 7

- 1 Minute Laufen, 3 Minuten Gehen
- 2 Minute Laufen, 4 Minuten Gehen
- 2 Minute Laufen, 4 Minuten Gehen
- 1 Minute Laufen, 3 Minuten Gehen
  **20 Minuten Gesamtzeit**

Nach Abschluß dieses Programms sind Sie in der Lage, mit dem Trainingsplan für Einsteiger weiterzumachen. Das führt Sie in nur 18 Wochen zum Läufer mit guter Kondition, der eine Stunde joggen kann.

# Beispielrezepte

Damit Sie gleich mit unserem System anfangen können, haben wir Ihnen hier Rezepte für die erste Woche zusammengestellt. Mit den Gerichten kommen Sie pro Tag auf 100 Lipos.

Sie können selbstverständlich auch Mahlzeiten untereinander tauschen oder wiederholen – ganz nach Ihrem Geschmack. Im Kundenbereich (siehe Online-Kundenbereich) können Sie sich einen individuellen Diätplan erstellen lassen.

Wir wünschen Ihnen viel Spaß bei der Zubereitung der leckeren Gerichte und einen guten Appetit.

## Montag

- **Frühstück: Süßes Brötchen**

  1 gr. Vollkornbrötchen (60 g), 1 TL Diätmargarine, 1 TL Konfitüre, Kaffee oder Tee, Süßstoff

- **Vormittags: Käsebrot mit Radieschen**

  1 kl. Sch. (45 g) Vollkornbrot, 1 Sch. (25 g) Schnittkäse 40% Fett i.Tr., 1/2 Bund Radieschen, Salz, Pfeffer

- **Mittagessen: Griechischer Salat, Baguette**

  1/2 kl. Kopfsalat, 1/4 Salatgurke in Scheiben, 1/2 rote Paprikaschote in Streifen, 3 schwarze Oliven, 30 g Feta 40% Fett i.Tr., Rotweinessig, Salz, Pfeffer, Oregano, 1 TL Olivenöl; dazu 90 g Vollkornbrot oder -baguette

  Geputztes Salatgemüse auf einem Teller anrichten. Den Käse zerbröckeln und darauf verteilen. Für das Dressing Essig, Gewürze und Öl verrühren. Mit Oregano über den Salat geben.

- **Nachmittags: 1 kl. Birne** (100 g)

- **Abendessen: Putenbrust mit Curryreis, Gemüse**

  50 g Vollkornreis, Salz, 1 Msp. Curry, 100 g Putenbrustfilet, Salz, Pfeffer, edelsüßes Paprikapulver, 2 TL Öl, 1 große Möhre in Würfeln, 1 Frühlingszwiebel in Ringen, 50 g Champignons in Scheiben, 1 TL Öl, Salz, Pfeffer, gehackte Petersilie

Reis mit Salz und Curry garen. Das Gemüse in 1 TL Öl andünsten, etwas Wasser angießen, alles zugedeckt etwa 10 Minuten garen. Mit Gewürzen und Petersilie abschmecken. Das Filet würzen und in 2 TL Öl braten. Mit Reis und Gemüse anrichten.

- **Snack: 2 Kiwis** (120 g)

## Dienstag

- **Frühstück: Orangen-Walnuss-Müsli**

  1 Orange (150 g) in Stücken, 2 EL Haferflocken (20 g), 2 TL gehackte Walnüsse, 1 Becher (150 g) fettarmer Naturjoghurt, 1 Prise Zimt, Kaffee oder Tee, Süßstoff

- **Vormittags: Obst**

  1 mittelgroße Orange (150 g), 1 Kiwi (60 g)

- **Mittagessen: Kartoffelsalat mit Putenbrust und Lauch**

  250 g Kartoffeln, 100 g Lauch in Ringen, 20 g geräucherte Putenbrust,1 TL Öl, Weißweinessig, Pfeffer, Salz, 1 EL Sauerrahm, Currypulver, 1 Msp. scharfer Senf, 1 EL gehackte Petersilie;

  Kartoffeln kochen, pellen und in feine Scheiben schneiden. Putenbrust in Streifen schneiden. Essig, Gewürze, Rahm und Öl verrühren. Mit den übrigen Zutaten vorsichtig mischen.

- **Nachmittags: Früchte mit Joghurt**

  1/2 Apfel (55 g), 1/2 Mandarine (30 g), 1/2 Becher (75 g) fettarmer Naturjoghurt, Zimt

- **Abendessen: Seezunge mit Gemüsereis**

  125 g Seezungenfilet, 2 EL Zitronensaft, Salz, Pfeffer, 1 EL Öl, 45 g Vollkornreis, 1 große Möhre in Würfeln, 50 g frische oder Tiefkühl-Erbsen, 1 TL Diätmargarine, Salz, Pfeffer, gehackte Petersilie

  Reis nach Packungsanweisung garen. Das Gemüse in wenig Wasser mit der Margarine bissfest garen, würzen. Mit der Petersilie unter den gegarten Reis mischen. Fischfilet waschen, trockentupfen, säuern und würzen. In Öl von beiden Seiten braten.

- **Snack: 1 kleine Birne** (100 g)

## Mittwoch

- **Frühstück: Birnen-Nuss-Müsli**

  1 kleine Birne (100 g), 2 EL Haferflocken (20 g), 2 TL gehackte Haselnüsse, 1 Becher (150 g) fettarmer Joghurt, 1 Prise Zimt, Kaffee oder Tee, Süßstoff

- **Vormittags: Camembertbrot, Radieschen**

  1 kl. Scheibe (45 g) Vollkornbrot, 25 g Camembert 30% Fett i.Tr., einige Radieschen

- **Mittagessen: Schlemmerbaguette mit Paprikastreifen**

  90 g Vollkornbaguette, 2 Salatblätter, 20 g Geflügelwurst, 30 g Weichkäse 30% Fett i.Tr., je 1/2 gelbe und rote Paprikaschote in Streifen

  Baguette in zwei Hälften teilen, längs aufschneiden. Eine Hälfte mit Salat und Wurst belegen, die andere mit Salat und Käse.

- **Nachmittags:** 100 g **Ananas**

- **Abendessen: Filetstreifen auf Paprikagemüse, Nudeln, Salat**

  55 g Vollkornnudeln (z.B. Bandnudeln, Spiralen), 1 Prise Salz, 75 g Schweinefilet in Streifen, 1 kl. feingehackte Zwiebel, 1/2 zerdrückte Knoblauchzehe, je 1/2 gelbe und rote Paprikaschote, 3 Salbeiblättchen, Thymian, 2 TL Olivenöl, 1 TL Weizenmehl Type 1050, 75 ml Instant-Gemüsebrühe, Salz, Pfeffer

  Für den Salat: 100 g Eisbergsalat in Streifen, Salz, Pfeffer, Essig, 1 TL Öl, Kresse

  Nudeln kochen. 1 TL Öl in einer Pfanne erhitzen. Fleisch braten, herausnehmen. Gemüse im restlichen Öl anbraten, Kräuter zugeben, mit Mehl bestäuben. Brühe unterrühren, würzen, 5 Minuten garen. Fleisch abschmecken, auf dem Gemüse anrichten.

- **Snack: 1 mittelgroßer Pfirsich** (125 g)

## Donnerstag

- **Frühstück: Beeren-Müsli**

  100 g Himbeeren, 40 g Weintrauben, 2 EL Haferflocken (20 g), 200 ml Buttermilch, Kaffee oder Tee, Süßstoff

- **Vormittags: Camembertbrot, Radieschen**

  1 kl. Scheibe (45 g) Vollkornbrot, 25 g Camembert 30% Fett i.Tr., einige Radieschen

- **Mittagessen: Heringssalat, Baguette**

  50 g Bismarckhering, 1/2 Apfel (55 g) in Spalten, 1/2 Mandarine (30 g) in Spalten, 1 kleine fein gehackte Zwiebel, 1/2 Becher (75 g) fettarmer Joghurt, 1/2 TL Senf, Pfeffer; dazu 60 g Vollkornbaguette oder -brot

  Hering in Stücke schneiden. Mit Zwiebel, Fruchtstücken, Joghurt, Senf und Pfeffer mischen.

- **Nachmittags:** 120 g **Pflaumen**

- **Abendessen: Goldbarsch mit Kräuterkruste, Pellkartoffeln, Salat**

  200 g Kartoffeln, 125 g Goldbarschfilet, etwas Zitronensaft, Salz, Pfeffer, 1 TL Diätmargarine, 1 kl. fein gehackte Zwiebel, 1 EL Paniermehl, 1 EL fettarme Milch, gemahlener Koriander, 1 TL gehackte Kräuter, 1 Msp. Senf

  Für den Salat: 100 g geputzter Feldsalat, Apfelessig, 1 TL Walnussöl, Salz, Pfeffer, Süßstoff

  Kartoffeln kochen. Den Fisch säubern, säuern, leicht salzen und in eine feuerfeste Form legen. Zwiebel in der Margarine glasig dünsten, Paniermehl kurz mitrösten. Topf vom Herd nehmen. Milch, Kräuter, Senf und Gewürze unter die Masse rühren, auf den Fisch streichen. Bei 200°C etwa 15 Minuten im Backofen garen.

- **Snack: Fruchtmix, Kekse**

  1 Tasse heißen Erdbeertee mit 50 ml Apfelsaft verrühren, dazu 2 Vollkornkekse (10 g)

## Freitag

- **Frühstück: Grapefruit-Müsli**

  2 1/2 EL Haferflocken (25 g), 1/2 rosa Grapefruit (130 g) in Stücken, 1 Becher (150 g) fettarmer Joghurt, 1 Prise Zimt, 1 TL Sesam, Kaffee oder Tee, Süßstoff

- **Vormittags: 1 kl. Apfel** (110 g), **1 Kiwi** (60 g)

- **Mittagessen: Kartoffelsalat mit Schinken und Radieschen**

  210 g fest kochende Kartoffeln, 5 Radieschen in Scheiben, 1 Sch. (25 g) magerer Kochschinken in Streifen, 1 kleine fein gehackte Zwiebel, 50 g frische oder Tiefkühl-Erbsen, 1/2 Tasse Instant-Gemüsebrühe, Salz, Pfeffer, Weißweinessig, 1 Msp. Senf, 1 TL Öl, Kresse

  Kartoffeln kochen, pellen, in Scheiben schneiden. Erbsen in der Brühe bissfest garen, samt Brühe zu den Kartoffeln geben. Etwas abkühlen lassen. Zwiebel, Schinken und Radieschen untermischen. Für das Dressing Essig, Würzzutaten und Öl verrühren. Mit der Kresse unter den Salat mischen.

- **Nachmittags: 1 kl. Apfel** (110 g)

- **Abendessen: Spaghetti Bolognese, Salat**

  60 g Vollkorn-Spaghetti, Salz, 1 TL Olivenöl, 1 kl. fein gehackte Zwiebel, 1/2 zerdr. Knoblauchzehe, 75 g mageres Hackfleisch, 1 gewürfelte Möhre, 1/4 Packung (125 g) passierte Tomaten, Pfeffer, Salz, Oregano, 10 g geriebener Parmesan

  Für den Salat: 100 g Eisbergsalat in Streifen, 1/4 Salatgurke in Würfeln, Essig, Pfeffer, Salz, Süßstoff, 1 TL Öl, Dill

Nudeln bissfest kochen. Zwiebel, Knoblauch und Möhre in Öl anschwitzen. Fleisch darin braten. Tomaten unterrühren, abschmecken. Nudeln mit Soße und Parmesan anrichten. Dazu Eisberg-Gurken-Salat.

- **Snack:** 100 g **Ananas**


## Samstag

- **Frühstück: Ananas-Müsli**

  2 EL Haferflocken (20 g), 100 g Ananasstücke, 1 Becher (150 g) fettarmer Joghurt, Kaffee oder Tee, Süßstoff

- **Vormittags: Süßes Knäckebrot, Grapefruit**

  1 Sch. (10 g) Knäckebrot, 1 TL Diätmargarine, 1/2 TL Konfitüre, dazu 1/2 rosa Grapefruit (130 g), Süßstoff

- **Mittagessen: California-Sandwich**

  60 g Vollkorntoast, 1 EL Sauerrahm, 1 TL Senf, Salz, Pfeffer, 2 Salatblätter, 50 g geräucherte Putenbrust in Scheiben, 1 Orange (150 g)

  Brot toasten. Orange filetieren, Saft auffangen. Rahm, Senf, etwas Saft und Gewürze verrühren. Die Hälfte der Brotscheiben damit bestreichen. Mit Salat, Putenbrust und Orangenfilets belegen. Übriges Brot darüber legen.

- **Nachmittags:** 120 g **Pflaumen**

- **Abendessen: Putenbrust mit Curryreis, Gemüse**

  50 g Vollkornreis, Salz, 1 Msp. Curry, 100 g Putenbrustfilet, Salz, Pfeffer, edelsüßes Paprikapulver, 2 TL Öl, 1 große Möhre in Würfeln, 1 Frühlingszwiebel in Ringen, 50 g Champignons in Scheiben, 1 TL Öl, Salz, Pfeffer, gehackte Petersilie

  Reis mit Salz und Curry garen. Das Gemüse in 1 TL Öl andünsten, etwas Wasser angießen, alles zugedeckt etwa 10 Minuten garen. Mit Gewürzen und Petersilie abschmecken. Das Filet würzen und in 2 TL Öl braten. Mit Reis und Gemüse anrichten.

- **Snack: 2 Kiwi** (120 g)


## Sonntag

- **Frühstück: Birnen-Nuss-Müsli**

  1 kleine Birne (100 g), 2 EL Haferflocken (20 g), 2 TL gehackte Haselnüsse, 1 Becher (150 g) fettarmer Joghurt, 1 Prise Zimt, Kaffee oder Tee, Süßstoff

- **Vormittags: Tomatenbrot**

  1 kl. Sch. (45 g) Vollkornbrot, 1 TL Diätmargarine, 1 Tomate in Scheiben, Schnittlauchröllchen

- **Mittagessen: Feldsalat mit Äpfeln, Käsebrot**

  100 g geputzter Feldsalat, 1 kl. Apfel (110 g), 1 TL gehackte Walnüsse, 1 EL Zitronensaft, 1 EL Apfelessig, 1 TL Walnussöl, Pfeffer, Salz, Süßstoff dazu 60 g Vollkornbrot oder –baguette, 1 Sch. (25 g) Tilsiter 30% Fett i.Tr.

  Apfel in Würfel schneiden, sofort mit Zitronensaft beträufeln. Auf dem Feldsalat anrichten. Mit Nüssen bestreuen. Für das Dressing Essig, Gewürze und Öl verrühren.

- **Nachmittags: Tee, Kekse**

  Früchtetee nach Belieben, dazu 20 g Vollkornkekse

- **Abendessen: Tagliatelle mit Lachsfilet in Brokkolirahm, Salat**

  60 g Vollkorn-Bandnudeln, 50 g geputzte Brokkoliröschen, etwas Gemüsebrühe, 1 kl. fein gehackte Zwiebel, 1 TL Öl, 1 EL Zitronensaft, 50 g Lachsfilet in Stücken, 2 EL Sauerrahm, Salz, Pfeffer

  Für den Salat: 100 g Blattsalat (z.b. Chicorée, Eichblatt-, Eisbergsalat), 5 Kirschtomaten, Essig, 1 EL Öl, Salz, Pfeffer, Schnittlauch

  Nudeln bissfest kochen. Brokkoli in der Brühe etwa 5 Minuten garen. Zwiebel in Öl andünsten, Zitronensaft und etwas Brokkolisud unterrühren. Lachs darin zugedeckt bei kleiner Flamme etwa 5 Minuten gar ziehen lassen. Rahm und Brokkoli unterziehen, abschmecken.

- **Snack: 1 kleine Birne** (100 g)

# Lipos für ausgewählte Lebensmittel

Nachfolgend wollen wir Ihnen für einen schnellen und erfolgreichen Start mit unserem System die Lipos ausgewählter Lebensmittel an die Hand geben. Im Kundenbereich (siehe Online-Kundenbereich) haben wir Ihnen die Lipos für über 10.000 Lebensmittel zusammengestellt.

|  | Menge | Lipos |
|---|---|---|

## Milch und Milchprodukte

| | Menge | Lipos |
|---|---|---|
| Frischmilch, 3,5 % | Glas | 10 |
| Magermilch, 1,5 % | Glas | 6 |
| Kondensmilch | TL | 1 |
| Saure Sahne | EL | 2 |
| Süße Sahne | EL | 4 |
| Fettarmer Fruchtjoghurt | Becher | 12 |
| Camembert, 45 % | 100 g | 25 |
| Emmentaler, 30 % | 100 g | 24 |
| Harzer Käse | 100 g | 16 |
| Rahmkäse, 60 % | 100 g | 26 |
| Schweizer Käse | 100 g | 33 |
| Magerquark | 100 g | 7 |
| Hüttenkäse | 100 g | 11 |
| Schmelzkäse, 45 % | Ecke | 16 |
| Chester, 50 % | 100 g | 36 |
| Edamer | 100 g | 26 |
| Gouda, 45 % | 100 g | 33 |
| Parmesan | EL | 3 |

# Fleisch

| | | |
|---|---|---|
| Rind, mager | 100 g | 15 |
| Rind, mittelfett | 100 g | 20 |
| Rind, fett | 100 g | 25 |
| Kalb | 100 g | 9 |
| Schwein, mager | 100 g | 12 |
| Schwein, mittelfett | 100 g | 23 |
| Schwein, fett | 100 g | 33 |
| Hammel, mager | 100 g | 17 |
| Hammel, mittelfett | 100 g | 21 |
| Wild (Reh, Hase, Wildschwein) | 100 g | 8 |

# Wurst und Aufschnitt

| | | |
|---|---|---|
| Fleischwurst | 100 g | 30 |
| Frankfurter Würstchen | Paar | 21 |
| Wiener Würstchen | Paar | 16 |
| Dauerwurst / Hartwurst | 100 g | 43 |
| Leberwurst | 100 g | 37 |
| Blutwurst | 100 g | 39 |
| Mettwurst | 100 g | 44 |
| Speck, durchwachsen | 100 g | 50 |
| Roastbeef | 100 g | 24 |
| Schinken, roh | 100 g | 29 |
| Schinken, gekocht | 100 g | 23 |
| Lachsschinken | 100 g | 11 |
| Ochsenzunge | 100 g | 14 |

# Geflügel

| | | |
|---|---|---|
| ½ Huhn, gebraten | 350 g | 30 |
| Ente | 100 g | 16 |
| Truthahn | 100 g | 14 |

# Fisch

| | | |
|---|---|---:|
| Aal | 100 g | 17 |
| Bückling, geräuchert | 100 g | 12 |
| Forelle | 100 g | 4 |
| Kabeljau | 100 g | 6 |
| Rollmops | Stück | 16 |
| Ölsardine | 100 g | 20 |
| Muscheln | 100 g | 6 |
| Makrele, geräuchert | 100 g | 17 |
| Thunfisch ohne Öl | 100 g | 25 |

# Eier

| | | |
|---|---|---:|
| Ei | Stück | 7 |
| Eigelb | Stück | 6 |
| Eiweiß | Stück | 2 |

# Nüsse

| | | |
|---|---|---:|
| Mandeln | 100 g | 54 |
| Paranüsse | 100 g | 60 |
| Haselnüsse | 100 g | 58 |
| Kokosnuss | 100 g | 33 |
| Erdnüsse | 100 g | 54 |
| Walnüsse | 100 g | 59 |

# Gemüse und Salate

| | | |
|---|---|---:|
| Blumenkohl | 100 g | 1 |
| Endivie | 100 g | 1 |
| Gurke | 100 g | 0 |
| Karotten | 100 g | 2 |
| Kopfsalat | 100 g | 1 |
| Radieschen | 100 g | 1 |

| Sellerie | 100 g | 2 |
|---|---|---|
| Spinat | 100 g | 1 |
| Weißkohl | 100 g | 1 |
| Wirsing | 100 g | 2 |
| Kohlrabi | 100 g | 1 |
| Lauch | 100 g | 2 |
| Rosenkohl | 100 g | 3 |
| Rote Beete | 100 g | 2 |
| Spargel | 100 g | 1 |
| Sauerkraut | 100 g | 2 |
| Aubergine | 100 g | 2 |
| Broccoli | 100 g | 3 |
| Champignons | 100 g | 2 |
| Zwiebeln | 100 g | 3 |
| Erbsen | 100 g | 5 |
| Paprika | 100 g | 2 |
| Linsen | 100 g | 29 |
| Tomaten | 100 g | 1 |

## Kartoffeln und Kartoffelprodukte

| Kartoffel | 100 g | 7 |
|---|---|---|
| Kartoffelbrei | 100 g | 4 |
| Kartoffelklösse | 100 g | 9 |
| Kartoffelchips | 100 g | 46 |
| Pommes Frites | 100 g | 24 |

## Obst

| Apfel | Stück | 5 |
|---|---|---|
| Ananas, ungezuckert | Scheibe | 3 |
| Banane | Stück | 9 |
| Blaubeeren | 100 g | 5 |
| Birne | Stück | 6 |
| Aprikose | Stück | 2 |
| Datteln, getrocknet | 100 g | 28 |

| Feigen, getrocknet | 100 g | 22 |
|---|---|---|
| Pfirsich | Stück | 8 |
| Pflaume | Stück | 0 |
| Avocado | Stück | 30 |
| Brombeeren | 100 g | 15 |
| Kirschen | 100 g | 5 |
| Weintrauben | 100 g | 6 |
| Melone | Stück | 2 |
| Orange | Stück | 5 |
| Rosinen | 100 g | 21 |
| Himbeeren | 100 g | 11 |
| Erdbeeren | 100 g | 3 |
| Mandarine | Stück | 1 |

## Getreide und Getreideprodukte

| Mehl | 100 g | 31 |
|---|---|---|
| Reis | 100 g | 30 |
| Cornflakes | 100 g | 33 |
| Haferflocken | EL | 4 |
| Weizenkeime | EL | 5 |

## Teig- und Backwaren

| Vollkornbrot | Scheibe | 9 |
|---|---|---|
| Roggenbrot | Scheibe | 9 |
| Weizenschrotbrot | Scheibe | 8 |
| Knäckebrot | Scheibe | 3 |
| Weißbrot | Scheibe | 9 |
| Brötchen | Stück | 10 |
| Zwieback | Stück | 4 |
| Butterkeks | Stück | 2 |
| Blätterteig | 100 g | 35 |
| Nudeln | 100 g | 33 |

# Fette und Öle

| | | |
|---|---|---|
| Butter und Margarine | EL | 10 |
| Kokosfett | EL | 12 |
| Öl | EL | 12 |
| Mayonnaise | EL | 13 |

# Süßigkeiten und Süßspeisen

| | | |
|---|---|---|
| Zucker | TL | 5 |
| Schokolade | 100 g | 47 |
| Marzipan | 100 g | 38 |
| Bonbons | 100 g | 33 |
| Praline | Stück | 5 |
| Marmelade | TL | 2 |
| Gelatine | Blatt | 1 |
| Honig | TL | 2 |
| Apfelstrudel | Stück | 10 |
| Götterspeise | Becher | 7 |
| Fruchtpudding | Becher | 12 |
| Grieß | EL | 4 |

# Getränke

| | | |
|---|---|---|
| Cola | Glas | 11 |
| Limonade | Glas | 7 |
| Mineralwasser | Glas | 0 |
| Tee | Glas | 0 |
| Kaffee | Glas | 0 |
| Bier | Glas | 10 |
| Weißbier | Glas | 10 |
| Apfelwein | Glas | 10 |
| Wein | Glas | 7 |
| Sherry | Glas | 6 |
| Portwein | 2 cl | 6 |
| Whiskey | 2 cl | 10 |

| | | |
|---|---|---|
| Gin | 2 cl | 5 |
| Rum | 2 cl | 6 |
| Cognac | 2 cl | 5 |

# Anhang I: Vorteile eines gesunden Gewichts

Die Vorteile eines gesunden Gewichts gegenüber Fettleibigkeit sind viele. Sie werden jedoch einige wesentliche Vorteile der Gewichtsregulierung kennen lernen. Sie sind:

## Das Risiko von Herzkrankheiten und Schlaganfällen verringern

Wenn Sie übergewichtig sind, sind Herzprobleme unausweichlich. Es gibt Millionen Menschen, die unter Herzproblemen leiden, und laut der American Heart Association sterben jedes Jahr 900 000 Amerikaner an Herzkrankheiten.

Um solche Vorkommnisse zu vermeiden ist es sehr wichtig, ein gesundes Gewicht beizubehalten. Indem Sie gesund bleiben, können Sie durch das Verringern Ihres Blutdrucks einen Schlaganfall oder Herzkrankheiten vermeiden, Ihren Herzmuskel stärken und die Herzkapazität steigern. Es kann auch helfen, wenn Sie Ihren HDL-Cholesterinspiegel (gut) erhöhen und Ihren LDL-Cholesterinspiegel (schlecht) senken.

# Den Blutdruck konstant halten

Wenn jemand übergewichtig ist, neigt er zu hohem Blutdruck. Hoher Blutdruck ist eine der Hauptursachen eines Schlaganfalls. Hoher Blutdruck hängt mit einem hohen Körperfettanteil zusammen. Regelmäßige Bewegung und der Konsum gesunder Nahrungsmittel können helfen, Ihren Blutdruck konstant zu halten. Eine anhaltende Gewichtsabnahme kann den Blutdruck derjenigen verringern, die einen hohen Blutdruck haben.

# Typ-2- Diabetes regulieren

Typ-2-Diabetes widerfährt Menschen, die fettleibig oder übergewichtig sind. Körperliche Aktivität kann Ihnen helfen, zusätzliche Kalorien zu verbrennen und ein gesundes Gewicht zu erhalten.

 Es ist wichtig, den Fettanteil Ihres Körpers zu verringern, und somit können Sie diesen Typ Diabetes regulieren. Dies bedeutet, dass Patienten Medikamente entweder reduzieren können oder sogar überhaupt nicht mehr einnehmen müssen, um den Diabetes zu kontrollieren.

# Körperliche Schmerzen lindern

Fettleibigkeit ist eine der größten Risikofaktoren verschiedener Probleme und Krankheiten. Wenn Sie übergewichtig sind, wird Ihr

Körper schwer und unfähig dazu, Ihr Gewicht zu tragen. Er kann Sie durch Gelenkschmerzen und gelegentliche entkräftende Schmerzen belasten. Ein gesundes Gewicht kann die Last all dieser unangenehmen Schmerzen erleichtern und Ihre Haltung verbessern. Es wird auch Ihre Muskeln und Sehnen stärken.

## Frei von Arthritis

Durch Gewichtszunahme entwickelt sich Arthritis. Sie können dem Trauma, diese unerträglichen Schmerzen zu erleiden, entkommen, indem Sie Ihr Gewicht halten. Sie können viele Arten von Knochenkrankheiten, die mit Fettleibigkeit und fortschreitender Alterung zusammenhängen, vermeiden.

## Das Selbstbewusstsein stärken

Wenn Menschen übergewichtig sind, ziehen Sie sich zurück und schotten sich oftmals von anderen ab. Sie leiden unter Minderwertigkeitskomplexen und sind in öffentlichen Schauplätzen verlegen oder fühlen sich unwohl.

Gewichtsabnahme kann Ihre Stimmung und Ihre Meinung, die Sie von sich haben, verbessern. Fit zu bleiben hilft Ihnen, Selbstsicherheit zu entwickeln und sich von Depressionen und Ängsten zu befreien.

# Das Risiko gewisser Krebsarten verringern

Fettleibigkeit erhöht das Risiko von Gallenblasenkrebs, Gebärmutter-, Eierstock- und Eileiterkrebs, Nieren-, Dickdarm- und Prostatakrebs sowie Brustkrebs nach den Wechseljahren. Verschiedene Formen von Krebs töten jedes Jahr Millionen von Menschen.

Krebs kann man nicht aus dem Weg gehen, aber man kann immer vorbeugen, von dieser horrenden Krankheit namens „Krebs" befallen zu werden, indem man sein Gewicht hält. Wenn man ein gesundes Gewicht hat, ist die Wahrscheinlichkeit geringer, an einer Krebsart zu erkranken, die mit Übergewicht zusammenhängt.

# Allgemein

Das Gewicht zu halten kann einen großen Einfluss auf die Gesundheit mit sich bringen. Man sieht Dinge von einem besseren Standpunkt aus, und man beginnt, Beziehungen mit anderen zu knüpfen und genießt die Freude über die Fähigkeit, mit anderen Leuten zusammen zu sein. Man muss nicht länger zurückgezogen und von der Welt abgeschottet leben. Man ist nicht länger auf Menschen angewiesen und hat eine Fülle an Energie, um alles zu tun, was man will.

Dies sind nur einige Vorteile, ein gesundes Gewicht zu halten:

- Es verringert das Risiko eines frühzeitigen Todes.

- Es verringert das Risiko, an Diabetes zu erkranken.

- Es hilft, den Blutdruck derjenigen zu verringern, die bereits einen hohen Blutdruck haben.

- Es verringert das Risiko, an Dickdarmkrebs zu erkranken.

- Es vermindert Depressionen und Angstzustände.

- Es hilft dabei, gesunde Knochen, Muskeln und Gelenke aufzubauen und zu erhalten.

- Es hilft älteren Erwachsenen dabei, kräftiger zu werden und sich zu bewegen ohne hinzufallen.

- Es verbessert die motorische Koordination und

- Es verbessert das persönliche Energieniveau.

- Es hilft dabei, körperliche Fitness und Muskelkraft zu stärken.

# Anhang II: Risiken, die mit Fettleibigkeit zusammenhängen

Fettleibigkeit weist auf Übergewicht und einen Überschuss an Körperfett hin. Fettleibigkeit kann auch mit Hilfe des BODY MASS INDEX (BMI) definiert werden, welcher berechnet wird, indem man die Gleichung Gewicht (in kg) / Körpergröße (in m) [2] benutzt.

$BMI = G / K^2$

Wobei G für das Gewicht und K für die Körpergröße stehen.

Der BMI wendet eine mathematische Formel an, die auf der Größe und dem Gewicht einer Person basiert. Ein gesundes Gewicht bedeutet, dass der Body Mass Index (BMI) gleich oder größer als 19 ist und kleiner als 25 bei allen Erwachsenen, die älter als 20 sind. Um den Body Mass Index zu bestimmen, teilen Sie Ihr Gewicht in Kilogramm durch die Körpergröße in Metern zum Quadrat. Dies ergibt eine Zahl, die eingestuft wird als Normalgewicht (18.5-24.9), Präadipositas (Stufe 1: 25-29.9), Adipositas (Stufe 2: 30-39.9) oder schwere Adipositas (Stufe 3: 40+). Der Body Mass Index (BMI) ist zum medizinischen Maßstab geworden, Übergewicht und Fettleibigkeit zu messen.

Es gibt Millionen Menschen, die an Fettleibigkeit leiden und schwer darum kämpfen, an Gewicht zu verlieren. Die Anzahl derer, die unter Fettleibigkeit leiden, ist in den USA am höchsten. Die jüngsten Studien weisen darauf hin, dass über 71% aller amerikanischen Erwachsenen übergewichtig sind – der höchste Prozentsatz aller Zeiten. Dies steht im Vergleich zu 56% im Jahr 1984.

Der Prozentsatz der jungen Leute, die übergewichtig sind, hat sich seit 1980 mehr als verdreifacht. Fettleibige haben ein 50 bis 100% höheres Risiko eines frühzeitigen Todes als Personen mit gesundem Gewicht.

Fettleibigkeit hat nun ein epidemisches Ausmaß angenommen. Von Kindern und Jugendlichen zwischen 6 und 19 Jahren werden 16% (über 9 Millionen junger Menschen) als übergewichtig eingestuft.

Ein großer Prozentsatz übergewichtiger oder fettleibiger Menschen wird in ihrem Leben schwere gewichtsbedingte Gesundheitsprobleme bekommen und über 300 000 werden an Krankheiten, die durch Übergewicht ausgelöst werden, sterben. Sogar unter der jungen Bevölkerungsgruppe hat sich der Prozentsatz der Übergewichtigen seit 1980 mehr als verdreifacht.

Meist scheint Fettleibigkeit in der Familie zu liegen und erblich zu sein. Ein Kind eines fettleibigen Elternteils hat eine 40%ige Wahrscheinlichkeit, fettleibig zu werden, und ein Kind, dessen Eltern beide fettleibig sind, wird mit 80%iger Wahrscheinlichkeit fettleibig. Die Wahrscheinlichkeit, dass schlanke Eltern ein fettleibiges Kind erziehen, liegt bei geringen 7%.

Die Abnahme des täglichen Energieaufwandes steigert die Verbreitung von Fettleibigkeit. Zum Beispiel ist Fettleibigkeit weiter verbreitet unter Menschen, die häufig fernsehen, und zwar nicht nur, da beim Zuschauen wenig Energie verbraucht wird sondern auch, da gleichzeitig Imbisse, die viele Kalorien enthalten, konsumiert werden.

Fettleibigkeit erhöht das Todesrisiko, und sogar mäßiger Gewichtsüberschuss (10 bis 20 Pfund bei einer Person mittlerer Größe) erhöht das Todesrisiko, besonders bei Erwachsenen zwischen 30 und 64 Jahren. Übergewicht oder Fettleibigkeit vermehren also Gewichtsprobleme und Krankheiten.

Die folgenden Punkte sind die verschiedenen Gesundheitsprobleme, die durch Fettleibigkeit entstehen:

# Herzkrankheiten

Jemand, der übergewichtig (BMI > 25) ist, hat eine zweimal höhere Wahrscheinlichkeit, einen hohen Blutdruck zu haben als diejenigen, die normalgewichtig sind, und ein größeres Vorkommen von koronaren Herzkrankheiten wie Herzinfarkt, plötzlicher Herztod, Herzrhythmusstörungen, Angina Pectoris oder Brustschmerzen, Herzinsuffizienz. Fettleibigkeit ist mit erhöhten Triglyceriden (Blutfett) und vermindertem HDL-Cholesterin („gutes Cholesterin") verbunden.

# Typ-2-Diabetes

Typ-2-Diabetes wird durch Fettleibigkeit ausgelöst. Zuvor trat er nur bei übergewichtigen Erwachsenen auf, aber nun kommt er auch bei Kindern und Teenagern in beängstigender Quote vor. Über 80% aller Menschen, die unter Diabetes leiden, sind fettleibig.

Eine Gewichtszunahme von 11 bis 18 Pfund erhöht das Risiko eines Menschen im Vergleich zu denjenigen, die nicht zugenommen haben, um das Zweifache, an Typ-2-Diabetes zu erkranken. Dieser Typ-2-Diabetes bringt schwere Probleme wie Nierenversagen, Blindheit, Verlust von Gliedmaßen und sogar den Tod mit sich.

# Krebs

Übergewicht und Fettleibigkeit erhöhen das Risiko einiger Krebsarten, darunter auch Endometriumkarzinom (ein Krebs, der die Schleimhäute der Gebärmutter befällt), Darmkrebs, Gallenblasenkrebs, Prostatakrebs, Nierenkrebs und Brustkrebs nach der Menopause.

# Atemprobleme

Bei jemandem der fettleibig ist, kommt Asthma häufiger vor, und er kann auch unter Schlafapnoe leiden. Die Atemwege der Kehle verengen sich und werden durch die Fettzellen, die in das Gewebe der Kehle eindringen, verstopft.

Es ist ein Problem, welches die Atmung während des Schlafes unterbricht. Menschen, die unter Schlafapnoe leiden, setzen während des Schlafes mit dem Atmen aus.

# Arthritis

Eine fettleibige Person leidet eher an Arthritis, und das Risiko, an Arthritis zu erkranken, erhöht sich mit jedem Kilo an Gewichtszunahme um 9 bis 13%.

# Fortpflanzungsprobleme

Frauen, die übergewichtig sind, leiden während der Schwangerschaft häufiger unter Komplikationen und erhöhen das Todesrisiko des Kindes sowie das der Mutter, und das Risiko hohen Blutdrucks der Mutter verzehnfacht sich.

Frauen, die während der Schwangerschaft fettleibig sind, neigen eher zu Schwangerschaftsdiabetes und Wehen- sowie Geburtsproblemen und stehen einer höheren Kaiserschnittrate und höherem Blutzucker (der mit Gehirnschäden und Lähmungen in Verbindung gebracht werden kann) gegenüber.

Fettleibigkeit während der Schwangerschaft kann mit einem erhöhten Risiko von Geburtsschäden, im Besonderen Neuralrohr-Schädigungen wie ein offenes Rückgrat, in Zusammenhang gebracht werden. Fettleibigkeit bei Frauen, die vor der Menopause stehen, wird mit unregelmäßigen Menstruationszyklen und Unfruchtbarkeit verbunden.

# Frühzeitiger Tod

Fettleibige Menschen (BMI > 30)* haben im Vergleich zu schwergewichtigen Menschen ein 50 bis 100% höheres Risiko, einen frühzeitigen Tod durch übergewichtsbedingte Folgeerkrankungen zu erleiden. Sogar mäßiger Gewichtsüberschuss (5 bis 10 Kilo bei einer Person mittlerer Größe) erhöht das Todesrisiko. Das Todesrisiko steigt mit der Gewichtszunahme an.

# Zusätzliche gesundheitliche Folgen

Übergewicht und Fettleibigkeit erhöhen das Risiko einer Erkrankung der Gallenblase, das Risiko der Blasenschwäche, das Risiko, sich einer Operation unterziehen zu müssen und das von Depressionen. Sie können auch die Lebensqualität durch eingeschränkte Beweglichkeit und verminderte körperliche Ausdauer sowie durch

soziale, akademische und berufliche Diskriminierung
beeinträchtigen.


# Psychische Probleme

Die meisten übergewichtigen Menschen haben mehr Probleme
psychischer Ursache als Leute mit durchschnittlichem Gewicht. Sie
leiden unter Depressionen und Minderwertigkeitskomplexen. Sie
halten sich von allen anderen fern, da sie ein schlechtes Selbstbild
besitzen. Oft stehen sie Diskriminierung gegenüber und leben in
Angst vor Ablehnung und vor Schande.

# Anhang III: Wie Ihr Körper an Gewicht verliert oder zunimmt

Gene bestimmen die Anzahl der Fettzellen sowie Ihren Stoffwechsel. Einige Leute sind bereits bei der Geburt dick und einige bleiben immer dünn und schlank ungeachtet dessen, wie viel sie essen. Ihr Körper, Gewicht und Ihre Form werden also von Faktoren beeinflusst, die Sie nicht kontrollieren können. Aber das bedeutet nicht, dass Sie zum Dicksein bestimmt sind oder kein Gewicht verlieren können, wenn Sie das müssen.

Wissenschaftlich ausgedrückt tritt Fettleibigkeit dann auf, wenn eine Person mehr Kalorien zu sich nimmt als sie verbrennt. Einige Menschen sind empfänglich dafür, fettleibig zu werden, da sie weniger Kalorien zum Überleben benötigen als schlankere Mitmenschen.

Das Ungleichgewicht des Kalorienbedarfs und des Kalorienkonsums ist von Mensch zu Mensch verschieden. Daher kann sich ein genetischer Hang zur Fettleibigkeit in einem verringerten Stoffwechselumsatz äußern. Fettleibigkeit tritt auch aufgrund genetischer Faktoren auf. Die Wissenschaft zeigt, dass die Fettleibigkeit mit Vererbung verbunden ist.

Die Größe scheint in der Familie zu liegen, und die Wahrscheinlichkeit, dass ein Kind übergewichtig wird, hängt mit dem Gewicht der Eltern zusammen.

Andere verbreitete Ursachen von Fettleibigkeit sind:

Einige Krankheiten können zu Fettleibigkeit oder der Tendenz, an Gewicht zuzunehmen, führen. Diese schließen Schilddrüsenunterfunktion ein.

- Cushing-Syndrom

- Depressionen

- Gewisse neurologische Probleme, die dazu führen, sich zu überessen.

- Medikamente wie Steroide und viele Psychopharmaka, z.B. Antidepressiva, können Gewichtszunahme hervorrufen.

# Der glykämische Index

Er misst das Ansteigen des Blutzuckers nach einer Testdosis von Kohlenhydraten im Vergleich zu der Erhöhung nach einer gleichwertigen Menge von Glukose. Dieser Index ist ein gutes Maß dafür, wie Ihr Körper mit der Glukose und dem Fettabbau umgeht. Er zeigt die Veränderungen des Blutzuckerspiegels nach der Nahrungsaufnahme an.

Der glykämische Index ist eine Skala, die Speisen, welche reich an Kohlenhydraten sind, bewertet aufgrund dessen, wie sie den Blutzuckerspiegel im Vergleich zu Glukose oder Weißbrot ansteigen lassen.

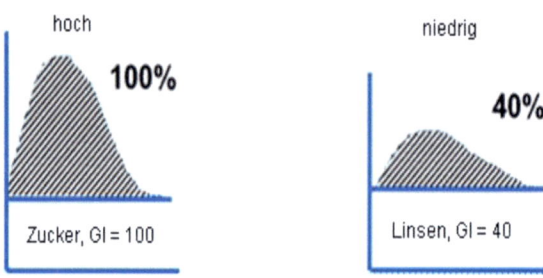

Blutzuckeranstieg innerhalb von zwei Stunden bei einem Nahrungsmittel mit hohem GI und bei einem solchen mit niedrigem GI.

Die Menge an Kohlehydrate (Stärke und Zucker) sind gleich.

Der glykämische Index bewertet Speisen, die reich an Kohlenhydraten sind, aufgrund ihrer glykämischen Reaktion. Nahrungsmittel, die ihren Blutzuckerspiegel schnell ansteigen lassen, haben einen höheren GI. Im Allgemeinen ist die Qualität der Kohlenhydrate umso besser für Ihre Gesundheit, je niedriger deren Einstufung ist.

Nahrungsmittel mit niedrigem glykämischen Index sind reich an Ballaststoffen, Nährstoffen und Antioxidantien. Nahrungsmittel mit niedrigem GI erhöhen den HDL-Cholesterinspiegel im Blut.

Bedeutung des Messens des glykämischen Index:

- Ein niedriger GI steht für einen niedrigeren Anstieg des Blutzuckers nach den Mahlzeiten.

- Ein niedriger GI hilft bei der Gewichtsabnahme.

- Er verbessert die Empfindlichkeit des Körpers gegenüber Insulin.

- Eine Ernährung mit niedrigem GI hilft, Diabetes zu regulieren.

- Ein niedriger GI vermehrt die Ausdauer.

- Ein niedriger GI hilft, länger satt zu bleiben.


### Die Funktionsweise des GI verstehen

Der GI ist kein verallgemeinerter Begriff, was bedeuten soll, dass Ihre Reaktion auf die gleichen Nahrungsmittel anders ausfallen kann als die Ihrer Mitmenschen.

Die Reaktion steht im Zusammenhang mit mehreren Faktoren wie:

- Alter

- Geschlecht

- Insulinpegel

- Tageszeit

- Menge an Nährstoffen

- Was zusätzlich verzehrt wurde

Werte des GI:

Ein GI von 55 oder weniger wird als niedrig eingestuft, ein GI zwischen 56 und 69 wird als gemäßigt und ein GI von 70 oder mehr wird als hoch eingestuft.

## Warum man Nahrungsmittel mit niedrigem GI essen sollte

Der Verzehr von Nahrungsmitteln mit niedrigem GI hilft dabei,

- Ihren Blutzuckerspiegel zu regulieren

- Ihren Cholesterinspiegel zu regulieren

- Ihren Appetit zu zügeln

- Das Risiko zu verringern, an einer Herzkrankheit zu erkranken

- Das Risiko zu verringern, an Typ-2-Diabetes zu erkranken

## GI ausgewählter Lebensmittel

| Obst | | Gemüse | | Brot & Nudeln | | Kartoffeln | |
|------|---|--------|---|---------------|---|-----------|---|
| Ananas | 62 | Artischocke | 15 | Baguette | 95 | Bratkartoffeln | 95 |
| Apfel | 38 | Aubergine | 14 | Brot | 70 | Chips | 95 |
| Aprikose | 45 | Blumenkohl | 15 | Brötchen | 73 | Kartoffelbrei | 70 |
| Banane | 57 | Bohnen | 35 | Graubrot | 65 | Kartoffeln | 70 |
| Birne | 36 | Brokkoli | 15 | Macaroni | 54 | Kartoffelpürree | 85 |
| Erdbeere | 30 | Erbsen | 47 | Mischbrot | 65 | Pommes Frites | 90 |
| Grapefruit | 25 | grüne Salate | 14 | Nudeln | 60 | | |

| | | | | | | | |
|---|---|---|---|---|---|---|---|
| Honig-melone | 60 | grünes Gemüse | 14 | Ravioli | 40 | **Getränke** | |
| Karotte | 49 | Kicher-erbsen | 30 | Spaghetti | 55 | Ananassaft | 48 |
| Kirsche | 24 | Kidney Bohnen | 30 | Vollkornbrot | 50 | Apfelsaft | 40 |
| Kiwi | 53 | Kürbis | 75 | Vollkornnudeln | 42 | Bier | 110 |
| Mango | 56 | Linsen | 30 | Weißbrot | 75 | Cola | 90 |
| Melone | 60 | Paprika | 30 | Roggenvollkornbrot | 40 | Grapefruitsaft | 49 |
| Orange | 44 | Pilze | 15 | **Süsswaren & Knabbern** | | Limonade | 100 |
| Pfirsich | 42 | Radieschen | 30 | | | Orangensaft | 56 |
| Pflaume | 39 | Rosenkohl | 15 | Berliner | 76 | Milch | |
| Rosinen | 64 | Rote Beete | 65 | Croissant | 74 | Buttermilch | 15 |
| Wasser-melone | 75 | Rotkohl | 15 | Eiscreme | 65 | Hüttenkäse | 20 |
| Weintraube | 60 | Sauerkraut | 15 | Erdnüsse | 15 | Joghurt, fettarme | 15 |
| **Getreide** | | Spargel | 15 | Kekse | 70 | Joghurt, Frucht | 50 |
| | | Spinat | 15 | Konfitüre | 60 | Milch | 30 |
| Cornflakes | 83 | Tomaten | 15 | Kräcker | 73 | Joghurt, Natur | 25 |
| Hafer-flocken | 45 | Zucchini | 15 | Marzipan | 80 | | |
| Hirse | 71 | Zwiebeln | 15 | Nüsse | 25 | **Zucker** | |
| Mais | 70 | | | Popcorn | 85 | Fruchtzucker: | 25 |
| Müsli | 50 | | | Schokolade | 70 | Honig | 80 |
| | | | | Schokolade, > 70 % | | | |
| Reis | 70 | | | Kakaoanteil) | 22 | Lactose | 46 |
| Weizen-flocken | 67 | | | | | Malzzucker | 110 |
| Weizen-mehl | 70 | | | | | Traubenzucker | 100 |
| Wildreis | 35 | | | | | Zucker, weiß | 70 |

# Stoffwechsel

Stoffwechsel bedeutet nichts anderes als eine chemische Reaktion, die in einer lebenden Zelle abläuft. Stoffwechsel ist der biochemische Prozess, Nährstoffe mit Sauerstoff zu verbinden, um die Energie freizusetzen, die unser Körper zum Arbeiten braucht. Er kann als die physischen und chemischen Prozesse aufgefasst werden, die Protein, Fette, Kohlenhydrate und Wasser in Leben, Energie und Abfallprodukte verwandeln.

Stoffwechsel wird typischerweise in Kilokalorien oder, noch geläufiger, in Kalorien gemessen. Der gesamte Stoffwechselumsatz stellt die Kalorien dar, die benötigt werden, um die Körperfunktionen aufrecht zu erhalten, tägliche Aktivitäten (beruflich und in der Freizeit) durchzuführen und um den Energieaufwand von sportlichen Betätigungen oder geplanten Aktivitäten zu tilgen.

Der Stoffwechsel spielt eine wichtige Rolle bei der Gewichtskontrolle. Je schneller der Stoffwechsel arbeitet, desto schneller verbrennt man Kalorien und die Wahrscheinlichkeit des Übergewichts ist geringer. Die Menge an Kalorien, die man jeden Tag benötigt, hängt von einer Anzahl von Faktoren wie dem Gewicht, der Größe, dem Alter und dem Niveau der Aktivitäten ab.

Der Stoffwechsel ist ein komplexer Prozess, der alle chemischen Reaktionen, die im Körper ablaufen, einbezieht. Der Ruheenergieumsatz (Resting metabolic rate, RMR) steht für die Kalorien, die der Körper verbrennt, um lebenswichtige Funktionen (Herzfrequenz, Gehirnfunktion, Atmung) aufrecht zu erhalten, um die

Organfunktionen und Sie am Leben zu erhalten. Einfach ausgedrückt bezeichnet er die Anzahl der Kalorien, die ein Mensch verbrennen würde, wenn er wach wäre aber den ganzen Tag ruhen würde. RMR kann bis zu 75% des gesamten Stoffwechselumsatzes eines Menschen ausmachen, wenn dieser inaktiv ist oder überwiegend sitzt.

Da der RMR bis zu 75% der gesamten Kalorien, die wir jeden Tag benötigen, ausmacht, ist es eine maßgebliche Information, den täglichen Kalorienbedarf festzustellen, egal, ob wir abnehmen oder das Gewicht halten wollen. Das meiste medizinische Fachpersonal und die meisten Fitnessexperten gestehen ein, dass der Stoffwechsel durch eine Anzahl von Eigenschaften wie Fieber, Krankheit, ein hohes Fitnessniveau, Fettleibigkeit, aktiver Gewichtsverlust usw. beeinflusst wird. Wenn man den Nährstoff- und den Kalorienbedarf eines Patienten oder Kunden festlegen möchte, ist die Kenntnis des RMR von entscheidender Wichtigkeit. Für gewöhnlich hat medizinisches Fachpersonal, das keinen Zugriff auf Messtechniken hatte, sich auf Schätzungen des RMR verlassen. Da der Stoffwechsel von Mensch zu Mensch verschieden ist, können Schätzungen zu Fehlern und ungenauem Kalorienbudget führen.

Als Ergebnis dieser Schätzungen können Personen sowohl zu viel als auch zu wenig essen und können ihre persönlichen Ziele nicht erfolgreich erreichen. Während sich die Technologie weiter entwickelt, müssen Experten ihre Methoden überarbeiten. Die genaueste Feststellung des Kalorienbedarfs ist die Messung des Sauerstoffverbrauchs und die Einschätzung des einzelnen Stoffwechsels.

Ihre körperliche Verfassung, Ihr Geschlecht, Ihr Gewicht, Ihre Genetik, Ihr Alter, Ihre Lebensweise usw. beeinflussen alle Ihren Stoffwechsel. Es ist die Art und Weise, wie Ihr Körper all die Kalorien der Nahrungsmittel verbrennt, die Sie zu sich nehmen. Wie viel Fett Sie während einer sportlichen Betätigung verbrennen, hängt von den Aktivitäten ab, die Sie innerhalb eines Tages absolvieren, so zum Beispiel Laufen, kardiovaskuläre Übungen, gärtnern, spielen usw.

Die zahlreichen biochemischen Prozesse, die den Stoffwechsel des Körpers ausmachen, können in zwei Kategorien zusammengefasst werden – Anabolismus und Katabolismus. Anabolismus ist der Aufbau von komplexen Molekülen, wohingegen Katabolismus deren Abbau ist. Um Moleküle aufzubauen und Leben zu erhalten benötigt der Körper Energie.

Er erhält diese Energie durch den Abbau von Nährstoffen wie Glukose und Fettsäuren. Damit der Aufbau von Molekülen stattfinden kann muss also gleichzeitig der Abbau von Molekülen geschehen um die Energie freizusetzen, die für den Antrieb biochemischer Prozesse benötigt wird. Wenn der Anabolismus den Katabolismus übersteigt, entsteht ein Überschuss. Wenn der Katabolismus den Anabolismus übertrifft, dann entsteht ein Defizit.

Anabolismus beinhaltet die chemischen Reaktionen, die die verschiedenen Moleküle dazu veranlassen, sich zu größeren, komplexeren Molekülen zusammenzufügen. Das Resultat eines Überschusses durch Anabolismus ist die Bildung neuen Zellmaterials wie Enzyme, Proteine, Zellmembran und Gewebe.

Anabolismus ist für das Wachstum, die Erhaltung und der Geweberegeneration erforderlich.

Katabolismus beinhaltet die chemischen Reaktionen, die komplexe Moleküle in einfacher strukturierte aufspalten zur Energieproduktion, dem Abtragen ihrer molekularen Bestandteile oder zu deren Ausscheidung. Wenn Energie produziert wird, wird sie als Glykogen oder Fett gespeichert. Neuerdings geht der Trend in der sportlichen Ernährung dahin, sich auf antikatabolische Trainingsmethoden und Nährstoffe zu konzentrieren.

Wenn beispielsweise die Muskeln schwer trainiert und Muskelfasern verletzt werden, wird Kortisol in größeren Mengen freigesetzt, welches den Gewebeabbau beschleunigt. Es wurde gezeigt, dass Nährstoffe wie L-Glutamin die Folgen von Kortisol verringern, was einen verlangsamten Zellabbau zur Folge hat. Antioxidante und eine Zahl von sekundären Pflanzenstoffen haben, wie auch ein hoher Proteinanteil und eine allgemein gesunde Ernährung, einen antikatabolischen Effekt. Anabolismus wird verstärkt, indem man die Geschwindigkeit des Katabolismus reduziert, was zu einer schnelleren Erholung, einer höheren Leistungsfähigkeit und einem gesteigerten Wachstum führt.

Der Stoffwechsel beinhaltet nur die chemischen Veränderungen, die in den Gewebezellen des Körpers auftreten. Darunter sind nicht die Veränderungen anderer Substanzen wie Nahrungsmittel, die durch den Verdauungstrakt laufen. Der Körper benötigt viele Nährstoffe, um optimal zu arbeiten.

Ein leichter Mangel von nur einem Vitamin kann den Stoffwechsel verlangsamen und ein Chaos im ganzen Körper verursachen. Der Körper baut Tausende von Enzymen auf, um den Stoffwechsel in die Richtung, die von Aktivität und Nahrung vorgegeben wird, zu treiben. Wenn Sie also im allgemeinen mehrere Stunden am Tag trainieren, sollten Sie besser sicher gehen, dass Sie ausreichend mit Vitaminen und Nährstoffen versorgt sind.

# Fettstoffwechsel

Die Nahrungsaufnahme zu verringern hilft Ihnen nicht dabei, abzunehmen. Erfolgreicher Fettabbau tritt bei einem langsamen Stoffwechsel nicht auf. Wenn wir abnehmen, verlieren wir auch Proteine und Muskeln. Das Gesamtkörpergewicht verringert sich, wenn Proteine aus den Zellen verloren gehen, was wiederum den Körperaufbau beeinflusst und den Stoffwechsel verlangsamt. Da Proteine das Vierfache ihres Gewichts an Wasser besitzen, verringert sich auch die Wassermenge in ihrem Körper, wenn Sie Proteine verlieren.

Je schneller der Gewichtsverlust, desto mehr Protein wird für Energie aufgewandt, und ein Defizit an Proteinen verlangsamt immer den Stoffwechsel. Den Stoffwechsel anzutreiben ist der schnellste Weg, dauerhaften Gewichtsverlust zu erreichen.

Fett wird umgewandelt und seine Energie wird freigesetzt, wenn komplexe chemische Reaktionen die Verbindungen zwischen seinen Grundbestandteilen abspalten. Diese Bestandteile werden in

Kohlendioxid und Wasser umgewandelt. Der Fettstoffwechsel ist ein relativ langsamer Prozess, und es MUSS Sauerstoff vorhanden sein, um die Reaktion zu vervollständigen.

Während körperlicher Betätigung müssen wir den Zellen eine genügend große Menge an Sauerstoff zur Verfügung stellen, um Fett zu verbrennen und den Fettstoffwechsel anzutreiben.

Natürliche Arten, die Sauerstoffversorgung der Zellen zu erhöhen, um Fettstoffwechsel zu fördern:

- Das Absolvieren sanfter Atemübungen wird Ihnen dabei helfen, die Sauerstoffaufnahme in den Lungen zu verbessern.

- Nutzen Sie während körperlicher Betätigungen nicht die gesamte Lungenkapazität aus. Atmen Sie nicht voll ein sondern etwa zu 80 – 85%..

- Atmen Sie zweimal so lang aus, wie Sie einatmen, und drücken Sie außerdem mehr Luft aus der Lunge als normalerweise. Dies hilft, mehr Kohlendioxid auszustoßen und mehr Sauerstoff in das Blut aufzunehmen.

- Das Erhöhen Ihres Fitnessniveaus hilft dabei, eine größere Anzahl von Kapillaren (dünne Adern) zu den Zellen zu bilden.

Sie können die Menge der Kalorien, die Sie erhalten, mittels der oben stehenden Berechnung teilen durch die Mahlzeiten, die Sie zu sich nehmen wollen, um festzustellen, wie viele Kalorien in jeder Mahlzeit enthalten sein sollten.

Wenn Ihr Kalorienbedarf beispielsweise 1500 beträgt und Sie 5 Mahlzeiten pro Tag zu sich nehmen wollen, dann sollte jede Mahlzeit etwa 300 Kalorien enthalten. Regelmäßige Mahlzeiten kurbeln Ihren Stoffwechsel etwas an, aber nicht genügend, um all die Kalorien der Mahlzeit zu verbrennen, die Sie zu sich genommen haben. Sie werden sich dazu auch aktiv betätigen müssen. Dass Fitnessniveau zu erhöhen ist eine sehr gute Art, Ihre Zellen zu zwingen, überschüssiges Fett schnell zu verbrennen; dazu braucht man etwas Engagement.

Während des Abnehmens kann es auch vorkommen, dass der Körper als Reaktion auf die verringerte Kalorienzufuhr den Stoffwechsel verlangsamt. Das sollte keine Besorgnis erregen, da die Verlangsamung des Stoffwechsels eine Folge von Gewebeverlust (Fett und Muskeln) ist. Gewichtsverlust führt idealerweise zu anteilmäßig mehr Fettabbau und etwas Muskelabbau. Krafttraining während der Phase der Gewichtsabnahme kann den Muskelabbau einschränken, aber die meisten Leute werden etwas an Muskeln verlieren. Die meisten Menschen erleben die Veränderung des Stoffwechsels, ohne sich dessen bewusst zu sein. Das Abnehmen kann bei den ersten paar Pfunden sehr leicht fallen, aber danach wird es schwieriger und kann sogar stagnieren.

Mit einem langsameren Stoffwechsel muss man die Ernährung anpassen oder die Aktivität mittels sportlicher Betätigung steigern, um zusätzliches Gewicht zu verlieren. Die gute Nachricht ist, dass sich nach dem Abnehmen, nachdem sich dass Gewicht stabilisiert hat, der Stoffwechsel leicht beschleunigen kann. Während des Abnehmens ist es hilfreich, Veränderungen des Stoffwechsels zu beobachten und notwendige Anpassungen des Nahrungskonsums durchzuführen, um das Gewicht erfolgreich zu kontrollieren.

# Anhang IV: Ernährung und Nahrungsmittel

Menschen essen Nahrung, keine Nährstoffe. Es sind jedoch die Kombination und die Menge der Nährstoffe in den konsumierten Nahrungsmitteln, die die Gesundheit festlegen. Die menschliche Ernährung beschreibt den Prozess, durch den Zellorganellen, Zellen, Gewebe, Organe, Systeme und der Körper als Ganzes benötigte Substanzen aus Nahrung (Nährstoffe) erhalten und davon Gebrauch machen, um funktionelle und strukturelle Integrität zu erhalten.

Menschen können weitgehend in solche mit optimalem Ernährungszustand, Unterernährte, Überernährte oder Schlechternährte eingeteilt werden. Es ist wichtig, sich klar zu machen, dass zusätzlich zur Ernährung viele andere Lebensweisen und Umweltfaktoren die Gesundheit und das Wohlbefinden beeinflussen. Aber die Ernährung ist ein modifizierbarer und einflussreicher Hauptfaktor der Gesundheitsförderung, welcher Krankheiten verhindert, therapiert und die Lebensqualität verbessert.

Im Durchschnitt isst ein Erwachsener etwa eine Tonne Nahrung im Jahr. Der Bedarf an Energie, um körperliche Arbeit zu tätigen, ist einleuchtend. Jeden Tag arbeiten wir gegen die Schwerkraft, und es muss eine Energiequelle geben, um diese Arbeit durchzuführen.

Diese Energie kommt aus der Nahrungsaufnahme, aber die Energieaufnahme muss dem Niveau des Energieaufwandes entsprechen; weder ein Überschuss an Energieaufnahme noch ein Defizit davon ist wünschenswert.

Eine Studie wurde Ende des Zweiten Weltkrieges in Deutschland durchgeführt, als es eine Menge an Trümmern der durch Bomben zerstörte Gebäude gab, die aufgeräumt werden mussten, und als viele Leute, die ernährt werden mussten, Arbeit fanden.

Eine erhöhte Nahrungsaufnahme hatte eine Steigerung der Arbeitsleistung zu Folge – anfänglich mit Gewichtszunahme, was darauf hindeutete, dass die Zufuhr an Nahrungsmitteln größer als notwendig war, um die (gesteigerte) Arbeitsleistung zu begleichen.

Wenn eine finanzielle Prämie ausgesetzt wurde, hat sich die Arbeitsleistung so sehr gesteigert, dass die Menschen nun von Brennstoffen des Stoffwechsels zehrten, und sie haben abgenommen. Abgesehen von der offensichtlichen Arbeitsleistung hat der Körper einen beachtlichen Bedarf an Energie - sogar im Ruhezustand.

Nur etwa ein Drittel des Energieverbrauchs einer Durchschnittsperson wird für freiwillige Arbeit aufgewandt. Zwei Drittel davon werden für die Erhaltung der Körperfunktionen, der Homöostase des Körperinneren (die Fähigkeit, ein relativ konstantes Niveau im Körperinneren zu erhalten) sowie für den gesamten Stoffwechsel, verwendet.

Etwa 20% des gesamten Energieverbrauches wird dazu aufgebracht, die elektrischen Aktivitäten des Gehirns und des Nervensystems aufrecht zu erhalten. Diese benötigte Energie, der

Grundumsatz (basal metabolic rate, BMR), kann durch die Hitzeabgabe oder den Sauerstoffverbrauch einer Person, die sich im Ruhezustand befindet, gemessen werden.

Ein Teil des Bedarfs des Grundumsatzes ist offensichtlich – das Herz schlägt, um das Blut in Umlauf zu bringen; die Atmung bleibt bestehen; und in Nerven und Muskeln gibt es eine beachtliche elektrische Aktivität, egal ob sie arbeiten oder nicht.

Diese Prozesse benötigen eine metabolische Energiequelle. Die Tatsache, dass ebenso für die große Vielfalt an biochemischen Reaktionen, die ständig im Körper ablaufen, Energie benötigt wird, ist weniger offensichtlich: die Speicherung von Fett und Kohlenhydraten; der Umsatz an Gewebeproteinen; der Transport von Substraten in die Zellen und von Produkten aus den Zellen heraus und die Produktion sowie die Absonderung von Hormonen und Neurotransmittern.

Die Ernährungsquellen für die Stoffwechselenergie (Brennstoffe des Stoffwechsels) sind Proteine, Kohlenhydrate, Fette und Alkohol. Der Stoffwechsel dieser Brennstoffe führt zur Produktion von Kohlendioxid und Wasser (und im Fall der Proteine zu Harnstoff).

Sie können auf chemische Weise in dieselben Endprodukte umgewandelt werden, indem sie in der Luft verbrennen. Obwohl der Ablauf des Stoffwechsels im Körper komplexer ist, ist es ein chemisches Grundgesetz, das wenn Anfangs- und Endprodukte gleich sind, der Energieertrag unabhängig vom gewählten Weg derselbe ist.

Daher kann der Energieertrag der Brennstoffe durch das Messen der Wärme, die sie produzieren, wenn sie in der Luft verbrennen, festgestellt werden. Dies bestimmt das Ausmaß, zu welchem sie verdaut und aus der Nahrung aufgenommen werden.

# Der Bedarf an Kohlehydraten und Fetten

Obwohl es einen Bedarf an Energiequellen in der Ernährung gibt, ist es nicht übermäßig wichtig, wie dieser Bedarf gedeckt wird. Es gibt keinen Bedarf an Ernährungsquellen von Kohlenhydraten; der Körper kann so viel Kohlenhydrate aus Proteinen produzieren, wie benötigt werden. In derselben Weise gibt es, abgesehen von essentiellen Fettsäuren, keinen Bedarf an Ernährungsquellen von Fett.

Ernährungspläne, die mehr als 35 bis 40% der Energie aus Fetten ziehen, werden mit erhöhtem Risiko von Herzerkrankungen und einigen Krebsformen in Verbindung gebracht, und es gibt Anzeichen, dass Ernährungspläne, die mehr als 20% der Energie aus Proteinen ziehen, ebenso mit Gesundheitsproblemen zusammenhängen.

Daher ist das allgemeine Übereinkommen, dass Ernährungen etwa 55% der Energie aus Kohlenhydraten, 30% aus Fetten und 15% aus Proteinen bereitstellen sollten.

Und obwohl es in der Ernährung keinen Bedarf an Fetten gibt, sind Fette ernährungsphysiologisch wichtig. Einige Fakten über Fette in der Ernährung:

- Die Energie, die pro Gramm Fett geliefert wird, ist mehr als doppelt so hoch wie die der Kohlenhydrate oder Proteine. Die Schwierigkeit ist in vielen weniger entwickelten Ländern, wo Unterernährung ein Problem ist, dass Ernährungen nur 10 bis 15% der Energie aus Fett beziehen, und es ist schwer, eine genügend große Menge an Nahrung zu konsumieren, die dem Energiebedarf entspricht.

- Im Gegensatz dazu ist das Problem in westlichen Ländern eine ungewünscht hohe Fettaufnahme, die zu der Entwicklung von Fettleibigkeit beiträgt.

- Die vier Vitamine A, D, E und K sind fettlöslich, sie befinden sich in fettiger und ölhaltiger Nahrung. Noch wichtiger ist, dass ihre Aufnahme eine entsprechende Einnahme von Fett benötigt, da sie in Fett aufgenommen und gelöst werden.

- In einer sehr fettarmen Ernährung kann die Aufnahme dieser Vitamine unzulänglich sein, um den Bedarf zu begleichen.

- Es gibt einen Bedarf an kleinen Mengen von zwei Fettsäuren, die für spezielle Funktionen benötigt werden; diese sind die so genannten essentiellen Fettsäuren. Sie können nicht im Körper gebildet werden sondern müssen durch die Ernährung geliefert werden.

- In vielen Nahrungsmitteln sind große Mengen des Aromas in Fetten untergebracht.

- Fette machen Nahrungsmittel öliger und leichter kau- und schluckbar.

# Kohlehydrate

Kohlenhydrate sind eine der Hauptklassen von Biomolekülen und spielen einige wichtige Rollen in allen Lebensformen, darunter:

- Quellen der Stoffwechselenergie und Energiedepots

- Strukturelle Komponenten aller Zellwände in Pflanzen und des Außenskelettes der Gliederfüßler

- Fest integrierte Bestandteile vieler Proteine und Lipide (Glycoproteine und Glycolipide, besonders in der Zellmembran, wo sie grundlegend sind für die Zell-Zell-Erkennung und molekulare Planung)

Kohlehydrate sind die Haupternährungsquelle der meisten Erwachsenen und stellen Brennstoff für Muskelaktivität und Gehirnfunktion bereit. Sie befinden sich in fast allen pflanzlichen Produkten, sind aber außer in Milch in keinen wesentlichen Tierprodukten vorhanden.

Sie sind Zusammensetzungen aus Kohlenstoff, Wasserstoff und Sauerstoff. Die Grundeinheit der Kohlenhydrate sind Zuckermoleküle. Dieser Zucker wird hier in chemischem Sinne verwendet und er beinhaltet eine Anzahl von einfachen Kohlenhydraten, die allgemein als Zucker bekannt sind. Gewöhnlicher Zucker (Rohrzucker oder Rübenzucker) ist korrekterweise als Saccharose bekannt, da er ein Disaccharid ist. Er ist nur einer der vielen Zuckersorten, die Teil der Ernährung sind.

Das Hauptziel der Kohlenhydrate ist, den Körper mit Energie zu versorgen. Kohlenhydrate liefern 4 Kilokalorien an Energie pro Gramm, genauso viel wie Protein (Fett ergibt 9 kcal/ g) und zwischen 40 und 60% der täglichen Energiebeschaffung in einer typisch westlichen Ernährung.

Der Körper verbrennt Proteine und Fette als Brennstoffe, wenn nötig, bevorzugt aber Kohlenhydrate, was teilweise zurückführbar ist auf die erleichterte Verdauung, besonders bei hohem Arbeitsaufwand, wie er bei allgemeinem Fitnesstraining häufig auftritt.

Die Kohlenhydrate der Ernährung können in zwei Hauptgruppen unterschieden werden: Zucker (einfache Kohlenhydrate wie Obst, normaler Zucker und Milchzucker) und Polysaccharide (komplexe Kohlenhydrate, die sich in Kartoffeln, Naturreis, getrockneten Bohnen, frischem Obst und Gemüse, Vollkornbrot und Cerealien befinden). Polysaccharide können weiter unterteilt werden in Stärke- und Nicht-Stärke-Polysaccharide.

Der einfachste Zuckertyp ist ein Monosaccharid – eine einfache Zuckereinheit. Einige größere Monosaccharide treten auch auf, obwohl sie für die Ernährung und den Stoffwechsel nicht wichtig sind.

Disaccharide werden durch Kondensation zweier Monosaccharide gebildet, um eine Glukoseverbindung zu formen. Die umgekehrte Reaktion, die Spaltung der Glukoseverbindung zur Lösung der einzelnen Monosaccharide, ist eine Hydrolyse. Ogliosaccharide bestehen aus drei oder vier Monosaccharideinheiten. Sie spielen für die Ernährung keine große Rolle und sind allgemein nicht besonders wichtig. Sie können jedoch durch Bakterien im Inneren gären und leisten einen großen Beitrag bei der Produktion innerer Gase.

Für die  Ernährung ist es wichtig, Zucker (sowohl Mono- als auch Disaccharide) zweier Gruppen in Betracht zu ziehen:

- Zucker, die in pflanzlichen Zellwänden der Nahrung enthalten sind. Diese sind bekannt als Zucker, die auf natürliche Weise in Nahrungsmitteln vorkommen.

- Zucker, die in freier Auflösung von Nahrungsmitteln enthalten sind und daher ein Trägermaterial für Bakterien im Mund liefern, was zur Bildung von Zahnbelag und Karies führt.  Diese sind als zugefügte Zucker bekannt. Es wird als wünschenswert erachtet, den täglichen Konsum von zugefügtem Zucker zu reduzieren, da übermäßige Mengen mit Zahnfäule und Fettleibigkeit in Verbindung gebracht werden und möglicherweise auch mit einem erhöhten Risiko, an Diabetes zu erkranken.

Eine Erschwernis in der Klassifikation der Zucker in natürlich vorkommende Zucker (die in der Ernährung als wünschenswert erachtet werden) und zugefügte Zucker  (welche in der Ernährung als unerwünscht gelten) ist, dass Laktose in freier Auflösung in Milch vorkommt und daher ein zugefügter Zucker ist.

Zahnfäule ist jedoch keine Ursache von Laktose, und Milch ist eine wichtige Quelle für Kalzium, Proteine und Vitamin B2. Es wird nicht als wünschenswert erachtet, den Konsum von Milch, welche die einzig bedeutende Quelle von Laktose ist, zu reduzieren.

Polysaccharide sind Polymere hunderter Monosaccharideinheiten. Die wichtigsten davon sind Stärke und Glyzerin, welche beide Polymere aus Monosaccharidglukose sind.

Stärke ist ein Polymer aus Glukose, und enthält eine große aber variable Anzahl von Glukoseeinheiten. Stärke ist der Kohlenhydratspeicher der Pflanzen, und die jeweiligen Anteile von Amylase und Amylopektin unterscheiden sich bei Stärken verschiedener Herkunft wie auch bei der Größe der gesamten Stärkemoleküle.

Im Durchschnitt sind 20 bis 25% der Stärke in Nahrungsmittel Amylase und die verbleibenden 75 bis 80% Amylopektin. Glykogen ist ein Kohlenhydratspeicher der Muskeln und der Leber von Säugetieren. Es wird von Glukose im Sattzustand hergestellt, und seine Glukoseeinheiten werden als Stoffwechselbrennstoff im Hungerzustand verbraucht.

Es gibt auch eine Anzahl anderer Polysaccharide, welche aus anderen Monosacchariden oder Glukoseeinheiten zusammengesetzt sind, deren Verbindungen sich von denen in Stärke und Glykogen unterscheiden. Insgesamt sind sie als Nicht-Stärke-Polysaccharide bekannt und sind die Hauptquelle für Ballaststoff in der Ernährung, welcher ein wichtiger Bestandteil der Steuerung der Darmfunktion ist.

Sie werden von menschlichen Enzymen nicht verdaut und passieren daher den Körper relativ schnell, wobei sie verdaute Nahrung und Wasser mit sich aus dem Körper nehmen, obwohl alles durch Bakterien im Inneren bis zu einem gewissen Grad gegoren werden kann und die Produkte der durch Bakterien entstehenden Gärung aufgenommen und als Brennstoffe umgewandelt werden können. Überschüssige Glukose wird in der Leber und in den Muskeln als Glykogen (ein großes Molekül, das der Stärke ähnelt und aus vielen verbundenen Glukoseeinheiten besteht) gespeichert und ist für zukünftigen Energiebedarf verfügbar. Der Körper kann jedoch nur eine begrenzte Menge speichern, etwa 1600 bis 2000 kcal, was einer Durchschnittsperson ungefähr einen Tag lang reicht, wenn sie nichts isst.

Die Verdauung von Kohlenhydraten geschieht durch Hydrolyse, indem kleine Ogliosaccharide freigesetzt werden, und danach Mono- und Disaccharide gelöst werden. Das Ausmaß und die Geschwindigkeit, mit welcher ein Kohlenhydrat durch Hydrolyse freigesetzt und die entstehenden Monosaccharide aufgenommen werden, werden durch den glykämischen Index gemessen – der Anstieg des Blutzuckers nach einer Testdosis Kohlenhydrate im Vergleich zu dem Anstieg nach einer vergleichbaren Menge Glukose.

Glukose und Galaktose haben einen glykämischen Index von 1, genau wie Laktose, Maltose, Isomaltose und Trehalose, welche bei der Hydrolyse dieses Monosaccharid ergeben. Da jedoch Zellwände der Pflanzen hauptsächlich aus Zellulose bestehen, die nicht verdaut wird, haben natürlich vorkommende Zucker einen niedrigeren glykämischen Index. Andere Monosaccharide (zum Beispiel Fruktose) und Zuckeralkohole werden langsamer aufgenommen und haben einen niedrigeren glykämischen Index, genau wie Saccharose, welche bei der Hydrolyse Glukose und Fruktose ergibt.

Der glykämische Index von Stärke ist unterschiedlich, und der von Nicht-Stärke-Polysacchariden ist Null.

Kohlenhydrate mit einem hohen glykämischen Index führen zu einer höheren Aussonderung von Insulin nach einer Mahlzeit als diejenigen mit einem niedrigeren glykämischen Index. Dies hat einen Anstieg der Synthese von Fettsäuren und Triacylglycerol zur Folge und ist daher ein Bestandteil der Entwicklung von Fettleibigkeit. Es gibt auch Hinweise darauf, dass gewohnheitsmäßiger Konsum von Kohlenhydraten mit hohem glykämischen Index eine Rolle in der Entwicklung von Typ-2- Diabetes spielt.

Nachforschungen ergeben, dass 60 bis 65% Ihres täglichen Kalorienkonsums aus Kohlenhydraten kommen sollten. Komplexe Kohlenhydrate sollten den Hauptanteil des Kohlenhydratbedarfs ausmachen.

Die Menge der Kohlenhydrate, die Sie täglich konsumieren sollten, ist eng verbunden mit der Anzahl an Kalorien, die Sie jeden Tag zu sich nehmen sollten, um Ihr Gewicht zu halten. Als grobe Richtlinie kann man sagen, dass aktive Frauen etwa 1600 bis 2200 Kalorien am Tag benötigen, wohingegen aktive Männer täglich zwischen 2800 und 3200 Kalorien brauchen. Wenn die Glykogenreserven abnehmen, nimmt die Abhängigkeit von aufgenommener Glukose im Blutkreislauf zu.

Glykogenabbau kann als Reaktion auf wiederholte maximale Anstrengung (Intervalltraining) oder während anhaltenden Ausdauertrainings auftreten. Das Ergebnis kann schlechte Leistung und Müdigkeit sein. Eine verbreitete Ansicht über Glykogenabbau ist die Schwierigkeit, das normale Niveau körperlicher Betätigung oder das normale Leistungsniveau zu halten. Um den Glykogenhaushalt wieder aufzustocken, wird vorgeschlagen, dass man Einfachzucker einnimmt, da diese den Vorrat an Glykogen sehr viel schneller auffüllen können als komplexe Kohlenhydrate.

# Fette

Der Körper ist aus zwei Bestandteilen aufgebaut – „magerem Körpergewebe", darunter Muskeln, Knochen und Blut, und „Fettgewebe" (auch bekannt als adipöses Gewebe). Das Verhältnis der beiden Elemente im Körper wird als *Körperzusammensetzung* bezeichnet.

Es gibt drei Arten von Körperfetten:

- **Essentielle Fette:** Diese sind lebenswichtig. Sie beinhalten das Fett, welches die Organe wie das Herz und die Nieren umgibt und sie vor Verletzungen schützt und das Fett, welches bei dem Aufbau der Zellmembran - dem Gehirn und dem Knochenmark – hilft. Ein Mangel an essentiellen Fettsäuren kann zu Zellrissen führen, wodurch kleine Moleküle und Wasser in die Zelle eintreten. Der Verlust der Zellfunktion mindert die Fähigkeit der Zelle, optimal zu funktionieren. Essentielle Fettsäuren sind auch beteiligt bei: Muskelkontraktion, Blutgerinnung, Regulierung des Blutdrucks, Vorbeugung von schuppigen Hautentzündungen,

Hormonproduktion, Funktion des Nervengewebes und der Augen und des Gehirns.

- **Geschlechtsabhängiges Fett:** Bei Frauen wird dieses hauptsächlich in den Brüsten und an den Hüften gespeichert und stellt einen normalen Hormonausgleich und eine normale Menstruation sicher. Bei Männern wird es hauptsächlich an der Taille gespeichert.

- **Depotfett:** Dies ist eine wichtige Energiereserve, die 9kcal/g bereitstellt – mehr als zweimal soviel wie Kohlenhydrat und Protein. Von den drei Brennstoffquellen ist Fett die sparsamste, sodass es in langen Tagesabläufen bei relativ geringer Intensität ein Hauptenergieversorger ist.

Das Prinzip, welches der Reduktion der Gesamtaufnahme an Fett unterliegt, ist, die Energieaufnahme durch Konsum der Mikronährstoffe mit der größten Energiedichte zu verringern, um Gewichtszunahme und schlussendlich Fettleibigkeit vorzubeugen. Der dritte Fetttyp ist sowohl eine wichtige Energiequelle als auch dasjenige Fett, um welches sich die meisten Menschen Sorgen machen. Wenn es im Übermaß vorhanden ist, stellt es ein ernstes Gesundheitsrisiko dar.

Nachforschungen haben eine Anzahl von Krankheiten mit Fettleibigkeit in Verbindung gebracht, darunter Herzerkrankungen, Diabetes, Gallenblasenerkrankungen und Hypertonien (hoher Blutdruck). Überschüssiges Körperfett neigt auch dazu, das Selbstbild ungünstig zu beeinflussen, und es beeinträchtigt fast immer sportliche Leistung und Kondition. Ein gesunder

Körperfettanteil liegt bei Männern zwischen 13 und 18% und bei Frauen zwischen 18 und 25%. Es gibt verschiedene Arten, den Körperfettanteil zu messen – die einfachste ist das Messen einer Hautfalte mittels eines Messschiebers.

Jede Aufnahme von überschüssigen Kalorien in den Körper wird in Fett umgewandelt. Daher ist es eine allgemeine Tatsache, dass der Prozentsatz des Fettes im Körper eines Menschen direkt mit seiner Ernährung zusammenhängt.

Von den meisten staatlichen Gesundheitsbehörden wird empfohlen, dass Fett nicht mehr als 30% des täglichen Kalorienkonsums ausmachen sollte. Eines der größten Probleme der „westlichen Ernährung" ist, dass die erwachsene Bevölkerung im Durchschnitt die drei- bis fünffache Menge der Menge an Fett zu sich nimmt, die benötigt wird, damit der Körper optimal arbeitet.

Die Hauptfette in der Ernährung sind Triacylglycerole und, in weniger großem Ausmaß, Phospholipide. Dies sind hydrophobische Moleküle und müssen in kleinen Tröpfchen emulgieren, bevor sie aufgenommen werden können. Diese Emulsifizierung wird durch Hydrolyse in Monoacyl- und Diacylglycerose und freie Fettsäuren sowie durch Wirkung der Gallensalze erreicht.

Vier Gruppen von Verbindungen, die für den Stoffwechsel wichtig sind, können unter dem Titel „Lipide" in Betracht gezogen werden:

- Triacylglycerol (auch bekannt als Triglyceride), in welchem Glycerol zu freien Fettsäuren verestert wird. Diese sind Öle und Fette der Ernährung, die 30 bis 35% des durchschnittlichen Energiekonsums ausmachen. Der Unterschied zwischen Ölen und Fetten besteht darin, dass Öle bei Zimmertemperatur flüssig sind, wohingegen Fette fest sind.

- Phospholipide, in welchen Glycerol zu zwei Fettsäuren verestert wird, verestert zusammen mit Phosphat und einer hydrophilen Gruppe zu Kohlenstoff-3. Phospholipide sind Hauptbestandteile der Zellmembran.

- Steroide, darunter Cholesterin und eine Vielzahl von pflanzlichen Sterolen und Stanolen und extrem geringe Mengen an Steroidhormonen. Chemisch gesehen, unterscheiden sie sich grundlegend von Triacylglycerol und Phospholiden und sind keine Energiequelle des Stoffwechsels.

- Eine Anzahl weiterer Verbindungen, darunter Vitamin A und Karotine, Vitamin D, Vitamin E und Vitamin K. Sie werden in Lipidmizellen aufgenommen, und eine adäquate Aufnahme hängt von einem geeigneten Fettkonsum ab.

Es gibt eine Anzahl unterschiedlicher Fettsäuren. Diejenigen ohne doppelte Verbände sind gesättigte Fettsäuren (die Kohlenstoffkette ist komplett durch Wasserstoff gesättigt), und diejenigen ohne doppelte Verbände sind ungesättigte Fettsäuren (die Kohlenstoffkette ist nicht komplett durch Wasserstoff gesättigt). Fettsäuren mit nur einem doppelten Verband werden als einfach gesättigt bezeichnet, wohingegen solche mit zwei oder mehr doppelten Verbänden als mehrfach gesättigt bezeichnet werden.

Fette und Öle in der Ernährung bestehen hauptsächlich aus Triglyceriden, die aus einer Einheit Glycerol und drei Fettsäuren zusammengesetzt sind. Obwohl es die Fettsäuren sind, die gesättigt oder ungesättigt sind, spricht man häufig von gesättigten und ungesättigten Fetten. Es ist eine nützliche Abkürzung – obgleich nicht wirklich korrekt – wenn man bedenkt, dass Fette unterschiedlicher Herkunft größere oder geringere Mengen an gesättigten und ungesättigten Fettsäuren enthalten.

Sicherlich sind es die gesättigten Fettsäuren, die die Gesundheit am meisten bedrohen, da sie schädlichen Blutcholesterinspiegel steigern und so das Risiko eines Herzinfarktes vergrößern. Sie befinden sich hauptsächlich in tierischen Produkten wie Butter, Käse und Fett im Fleisch. Ungesättigte Fettsäuren sind größtenteils in Pflanzen und Fisch enthalten und sollten daher den größten Teil Ihrer Fettaufnahme ausmachen.

### Gesättigte Fette

Palmitate und Stearate machen den Hauptanteil der Acylgruppe der Membran-Phospholipide aus, und alle Säugetiere haben die Fähigkeit, diese künstlich herzustellen. Daher haben sie erfahrungsgemäß eine wichtige Rolle in Energiestoffwechsel, Zellaufbau und normalem Wachstum. Bei jeder dieser Funktionen ist es jedoch unwahrscheinlich, dass eine Ernährungsquelle an gesättigten Fettsäuren erforderlich ist. Das Gehirn kann in Wirklichkeit keine Fettsäuren aus der Zirkulation aufnehmen und hängt von seiner eigenen Synthese dieser Fettsäuren ab.

Des Weiteren ist langwierige Aufnahme und/ oder Synthese von Palmitaten und Stearaten verbunden mit einem erhöhten Risiko, an Diabetes zu erkranken oder eine Krankheit der koronaren Arterien zu entwickeln. Gesättigte Fette erhöhen Lipoproteine schwacher Dichte (LDL) und verringern Lipoproteine hoher Dichte (HDL) im Blutstrom, was das Herzinfarktrisiko verstärkt. Einige wissenschaftliche Belege deuten darauf hin, dass sie auch länger in Fettzellen verweilen. Es ist überflüssig, zu erwähnen, dass Nahrungsmittel, die reich an gesättigten Fetten sind, besser vermieden werden sollten. Es wurde Butter, einem gesättigten Fett, nachgewiesen, dass sie schlechten Cholesterinspiegel (LDL) erhöht. Andere gesättigte Fette sind Sahne, Käse und Vollmilch. Gesättigte Fette wie Kokosnussöl und Palmöl werden zu großen Teilen in der Industrie verwendet. Das heißt während Sie denken, dass Sie vielleicht ein gesundes fettarmes Schnellbratgericht aus der Nudeltheke essen, in Wirklichkeit größere Mengen an „versteckten" Fetten zu sich nehmen.

### *Einfach ungesättigte Fettsäuren*

Es ist wenig bekannt über die Auswirkungen von Pulmietoleaten auf Ernährung oder Gesundheit, aber es besteht ein wachsendes Interesse an den wichtigsten einfach ungesättigten Fettsäuren der Ernährung, Oleate, und den Auswirkungen von Olivenöl auf die Gesundheit. Im Zusammenhang mit dem Gesamtfettkonsum scheint der Hauptnutzen größeren Oleatkonsums zu sein, dass der verringerte Konsum von Palmitaten und Stearaten dabei hilft, das Serum-Cholesterin zu verringern. Ein regelmäßiger Konsum von Olivenöl trägt zur Verminderung von LDL und dem Risiko einer

Herzkrankheit bei. Avocados, Oliven, Eier, Fisch und Huhn enthalten ebenfalls einfach ungesättigte Fette. Obwohl dafür plädiert wurde, dass einige dieser Öle und Fette unserer Gesundheit zuträglich sind (da sie cholesterinarm sind), wirken sie trotzdem bei übermäßigem Verzehr als Dickmacher.

## Mehrfach ungesättigte Fettsäuren (essentielle Fettsäuren)

Anders als gesättigte und einfach gesättigte Fette ist eine Ernährungsquelle an mehrfach ungesättigten Fetten wichtig für ein normales Wachstum und eine normale Entwicklung. Wie bei anderen grundlegenden Nahrungsmitteln hat dies zu der Bewertung des Bedarfs mehrfach ungesättigter Fette in der Ernährung geführt, sowie zur Bewertung der Auswirkungen eines unangemessenen Konsums eben dieser. Der Bedarf an mehrfach ungesättigten Fetten ist vom jeweiligen Lebensabschnitt abhängig, wobei Schwangerschaft, Stillzeit und das Kleinkindstadium die anfälligsten sind. Symptome von Mangelerscheinungen sind im Erwachsenenstadium fast unmöglich auslösbar. Mehrfach ungesättigte Fette in kleinen Mengen werden als „gute" Fette erachtet, da sie die Fähigkeit besitzen, schlechten Cholesterinspiegel (LDL) zu senken. Sonnenblumenöl, Sojaöl und grünblättriges Gemüse enthalten alle mehrfach ungesättigte Fettsäuren. Diese essentiellen Fettsäuren werden nicht als Fett gespeichert, sondern werden dazu verwendet, Energie für den Stoffwechsel des Körpers bereit zu stellen.

## Triglyceride (Depotfett)

Triglyceride sind die wichtigste Form von Lipiden um Energie zu speichern, und sie sind der Hauptbestandteil von Körperfett. Triglyceride, die Fettsäuren enthalten, welche für die Oxidation bestimmt sind, sind auch in messbaren aber geringen Mengen in allen Geweben vorhanden, die langkettige Fettsäuren oxidieren können, zum Beispiel in Muskeln und im Herz. Triglyceride werden künstlich von Darm und Leber hergestellt, wo sie anschließend zu Lipoproteinen verbunden werden für den Transport von Lipiden in und aus anderem Gewebe heraus.

Die wichtigsten Fettsäuren in den Triglyceriden der Fette eines erwachsenen Körpers sind Palmitate (20 – 30%), Stearate (10 – 20%), Oleate (45 – 55%) und Linoleate (10 – 15%). Das Fettsäurenprofil des Körperfettes eines Erwachsenen spiegelt immer die Eigenschaften der Fette in der Ernährung wider. Nur selten resultiert das darin, dass andere Fettsäuren als die vier, die hier aufgezählt wurden, im Körperfett häufiger vorkommen. Körperfett sitzt an einigen diskontinuierlichen Stellen, die nach Bedarf gedehnt und kontrahiert werden können. Etwa 82% des Gewichts des Körperfettes sind Triglyceride, was sie bei Weitem zur wichtigsten Ansammlung von Palmitaten, Stearaten, Oleaten und Linoleaten im Körper macht.

Die Hauptpositionen von Körperfett sind in der Haut und in den Eingeweiden, und sie haben eine unterschiedliche Geschwindigkeit, auf Stimuli zur Ansammlung oder Abtragung von Fettsäuren zu reagieren. Es deuten Anzeichen darauf hin, dass mehrfach ungesättigte Fettsäuren leichter von Triglyceriden gelöst werden als gesättigte Fettsäuren, besonders während Hungerperioden oder länger anhaltendem Energiemangel.

# Ballaststoffe

Ballaststoff ist eine lange Kohlenhydratkette, die das Verdauungssystem nicht verarbeiten kann. Ballaststoffe sind die Anteile der Nahrung, die nicht durch eigene Enzyme und Sekrete des Magen-Darm-Traktes gespalten werden können, sondern von den Bakterien im Dickdarm umgewandelt werden können. Ballaststoffe sind langkettige Kohlehydrate (Polysaccharide), die vom menschlichen Verdauungssystem nicht verarbeitet werden können. Ballaststoffe kommen aus den dicken Zellwänden der Pflanzen. Sie sind ein unverdaubarer komplexer Kohlenstoff. Ballaststoffe bestehen sowohl aus auflösbaren als auch aus nichtauflösbaren Stoffen. Die auflösbaren lösen sich in Wasser, wohingegen sich die nichtauflösbaren nicht in Wasser lösen. Beide Arten sind für die Gesundheit auf unterschiedliche Weise wichtig. Zu auflösbaren Ballaststoffen gehören Kleber, Schleim, Pektin und einige Arten von Hemizellulose. Zellulose, Lignin und der Rest der Hemizellulosen sind allesamt nichtlösbare Stoffe.

Ballaststoffe werden allgemein als wichtiger Teil der Behandlung und Vorbeugung von Diabetes, Darmkrebs, Erkrankungen des Magen-Darm-Traktes, hohem Cholesterin, Herzkrankheiten und Fettleibigkeit anerkannt.

Der wichtigste Nutzen des Ballaststoffes ist, dass er Mengen des Speisebreis stellt, der sich durch den Verdauungstrakt bewegt. Es gibt zwei große Vorteile dabei: Wenn der Speisebrei angehäuft wird, vergrößert sich schlussendlich das Gewicht des Stuhlgangs, und es wird dem Verdauungssystem vereinfacht, diesen auszuscheiden. Der dickere Stuhlgang neigt auch dazu, normale Mengen an Feuchtigkeit beizubehalten, wodurch dessen Ausscheidung weniger anstrengend und weniger reizend für die Darmschleimhäute ist.

Auflösbaren Ballaststoffen wurde nachgewiesen, dass sie dazu fähig sind, Gallensalze zu binden, was den Blutcholesterinspiegel senken kann. Ein niedriger Blutcholesterinspiegel wird mit einem verringerten Risiko von koronaren Herzkrankheiten in Verbindung gebracht. Auflösbare Ballaststoffe ziehen Wasser an und bilden ein Gel im Verdauungstrakt. Dieser verlangsamt die Verdauung und verringert die Rate der Nahrungsaufnahme des Magens und des Darms. Auflösbare Ballaststoffe können also den Blutzuckerspiegel von Diabetikern senken. Der Konsum von auflösbaren Ballaststoffen kann auch die Glukoseverträglichkeit bei Diabetikern verbessern. Zu Ballaststoffen, die den Blutcholesterinspiegel senken, gehören Nahrungsmittel wie Äpfel, Gerste, Bohnen und andere Hülsenfrüchte, Obst und Gemüse, Haferflocken, Haferkleie und Reishülsen.

Nichtauflösbare Ballaststoffe wirken als natürliches Abführmittel, welches das Passieren der Nahrung durch den Magen beschleunigt. Es verdickt auch den Stuhlgang und hilft bei dessen schnellerer Beförderung durch den Verdauungstrakt mit. Aus diesem Grund sind nichtauflösbare Ballaststoffe zum Teil als Behandlung von

Verstopfung erfolgreich. Da die Regulierung des Darms hauptsächlich auf die Verdickung und nicht auf die vermehrte Wassermenge im Stuhl zurückzuführen ist, ist es sehr unwahrscheinlich, dass sie Durchfall hervorrufen außer, wenn sie in großen Mengen konsumiert werden.

Ballaststoffe können der Entwicklung von Darmkrebs entgegen wirken, denn Bevölkerungen mit einer ballaststoffreichen Ernährung haben ein geringes Vorkommen dieser Krankheit. Ballaststoffe können auch Gallensäure und andere Mittel binden, die eine Rolle in der Entwicklung von Krebs spielen. Ballaststoffe fördern den Sättigungseffekt und gibt der Ernährung Masse. Ballaststoffe füllen den Magen und reduzieren den Appetit. Theoretisch sollten Ballaststoffe daher die Nahrungsaufnahme verringern und so zur Gewichtsabnahme führen.

Dies fördert auch die Verdauung und die Ausscheiddung. Eine ballaststoffreiche Ernährung kann dabei helfen, Typ-2-Diabetes vorzubeugen, den Insulin- und Blutzuckerspiegel zu mindern und den Cholesterin- und Triglyceridspiegel bei Diabetikern zu verbessern. Verminderte Aufnahme von Ballaststoffen wurde auch mit dem Stoffwechselsyndrom in Verbindung gebracht, einer Vereinigung von Faktoren, welche die Wahrscheinlichkeit erhöhen, Herzkrankheiten zu erleiden oder an Diabetes zu erkranken. Auch scheinen Ballaststoffe mit inneren Bakterien und Gallensäuren zu interagieren, um gewisse Nahrungssubstanzen zu verarbeiten. Ballaststoffe sind daher erfolgreich bei der Behandlung von Divertikulose (das Vorkommen kleiner Ausstülpungen der inneren

Dickdarmwand) benutzt worden. Divertikel sind Aussackungen, die sich an schwächeren Stellen der Darmwand entwickeln.

Auflösbare Ballaststoffe befinden sich in einigen Obstsorten (insbesondere Orangen, auch Äpfel und Bananen), Hafer, Hülsenfrüchte (Erbsen, Soja- und anderen Bohnen), anderem Gemüse wie Brokkoli und Karotten und indischem Flohsamen. Hülsenfrüchte enthalten typischerweise kurzkettige Kohlenhydrate, die unverdaulich für den menschlichen Verdauungstrakt sind, aber von Bakterien des Dünndarms verdaut werden, was eine Ursache von Blähungen ist.

Ballaststoffe aus Vollkorn, Weizen und Mais sowie viele Gemüsesorten wie Blumenkohl, grüne Bohnen und Kartoffeln sind gute Lieferanten für unlösliche Ballaststoffe. Die Schalen der Früchte und Gemüse sind auch gute Quellen für unlösliche Ballaststoffe. Da sie sehr viel Wasser enthalten, bieten Obst und Gemüse weniger Ballaststoffe als trockenere Getreide und Cerealien. Früchte haben im Allgemeinen einen hohen Pektinanteil, während Gemüse einen großen Prozentsatz an Zellulose besitzt. Getreide, vor allem Weizenkleie, ist reich an Hemizellulose.

Natürliche rezeptfreie Ballaststoffergänzungsmittel können eingesetzt werden, wenn durch die Ernährung unzureichend Ballaststoffe gestellt werden. Es gibt viele Arten von löslichen Ballaststoffergänzungsmitteln: Indischer Flohsamen, Methylzellulose, Pektine, Akazie und Polycarbophil. Indischer Flohsamen wird verdaut und enthält Kalorien, kann LDL mindern, Wasser aufnehmen und Blähungen verursachen.

Methylzellulose wird von den Zellwänden in Pflanzen gebildet. Methylzellulose ist unverdaubar, unfermentierbar und verursacht keine Blähungen und hat keine Kalorien, die Menschen verwerten können. Polycarbophil ist auch pflanzlich und ähnlich zu Methylzellulose. Im Normalfall verursacht sie sogar noch weniger Blähungen.

Die American Dietetic Association (ADA) empfiehlt einem gesunden Erwachsenen 20-35g/ Tag, je nach Kalorienaufnahme (zum Beispiel sollten 2000 Kalorien pro Tag 25g Ballaststoffe/ Tag enthalten). Für Kinder über zwei Jahren liegt der empfohlene Konsum bei dem Kindesalter + 5 Gramm. Beide Arten von Ballaststoffen sind grundlegend für die normale Funktion des Dickdarms, da er das Gewicht des Stuhls erhöht, die Transportzeit verbessert und die Aufnahme anderer Kohlenhydrate und Fette verringert.

Eine durchschnittliche Ernährung enthält 75% unlösliche Ballaststoffe und 25% lösliche Ballaststoffe. Wenn Sie ein Nahrungsmittel auswählen, sollten Sie sich keine Gedanken darüber machen, einen bestimmten Ballasttyp zu wählen. Viele Nahrungsmittel wie Hafer, Haferkleie, die Hülse indischer Flohsamen und Leinsamen sind in der Tat reich an sowohl unlöslichen als auch löslichen Ballaststoffen. Wenn Sie am Tag mindestens 5 Portionen Obst/ Gemüse sowie mindestens 5 Portionen Getreideprodukte zu sich nehmen, werden Sie höchstwahrscheinlich den Bedarf an Ballaststoffen decken.

Ein großer Anstieg an Ballaststoffen über einen kurzen Zeitraum hinweg kann Aufgeblähtheit, Durchfall und Blähungen und allgemeines Unwohlsein zur Folge haben. Eine Überdosis an löslichen Ballaststoffen kann zu Durchfall und Reizdarm führen. Negative Auswirkungen von Ballaststoffen beinhalten eine verminderte Aufnahme von Vitaminen, Mineralien, Proteinen und Kalorien aus dem Darm.

Einige unlösliche Ballaststoffe können sich mit bestimmten Mineralien verbinden: Kalzium, Magnesium, Phosphor und Eisen. Kleie, ein unlöslicher Ballaststoff, verringert die Aufnahme von Kalzium ausreichend genug, um Harnkalzium absinken zu lassen. Die Einnahme von Ballaststoffergänzungsmittel ohne entsprechende Flüssigkeit kann dazu führen, dass er quillt und, in extremen Fällen, zum Würgen führen. Menschen mit einer Ösophagusstenose (Speiseröhrenverengung) oder irgendeiner anderen Verengung oder Blockierung des Verdauungstraktes sollten keine Ballaststoffergänzungsmittel einnehmen.


# Protein

Protein ist die am häufigsten vorkommende stickstoffhaltige Zusammensetzung in der Ernährung und im Körper und macht nach Wasser den zweitgrößten Körperanteil aus. Es ist eine der fünf Klassen komplexer Biomoleküle, die in Zellen und Gewebe vorhanden sind. Die anderen sind DNA, RNA, Polysaccharide und Lipide.

Jede Zelle im Körper enthält etwas Protein. Proteine sind die Arbeitstiere in den Zellen und Organen, und ihr Aufbau hemmt die

Aminosäuren, welche nach Reihenfolge, welche von der Basissequenz der DNA (die Genome) vorgegeben ist, zusammengesetzt sind, und somit zum Austausch von Eiweißernährung und Stoffwechsel dienen. Es scheint etwa 35000 Gene zu geben, wohingegen es Hunderttausende Proteine geben kann, die für die besonderen Eigenschaften und die Einzigartigkeit eines jeden Menschen verantwortlich sind.

Protein kann in zwei Aminosäuren gespalten werden, die für die Produktion von Enzymen, Hormonen und der Weitergabe genetischen Materials verantwortlich sind. Aminosäuren sind also grundlegend bei dem Aufbau von Muskeln. Es gibt zwanzig Aminosäuren, die der menschliche Körper zur optimalen Funktion benötigt.

Der Körper kann elf der wichtigen Aminosäuren herstellen, muss aber die anderen neun Aminosäuren durch Proteinkonsum aufnehmen, da der Körper diese nicht produzieren kann. Je mehr essentielle Säuren ein Protein besitzt, desto besser ist seine Qualität. Diese wird als biologischer Wert des Proteins bezeichnet. Es überrascht nicht, dass tierisches Gewebe im biochemischen Sinne dem Gewebe des Menschen mehr ähnelt als pflanzlichen Stoffen. Beispielsweise enthalten rotes Fleisch, Fisch und Huhn all die essentiellen Aminosäuren und haben daher eine bessere Protein-Qualität. Pflanzliche Proteine haben einen knappen Vorrat von mindestens einer essentiellen Aminosäure.

Die "Protein-Qualität" irgendeines Proteins hängt davon ab, wie viele wesentliche Bestandteile es hat. Wenn das Protein nur sechs der möglichen neun essentiellen Aminosäuren besitzt, dann hat es eine geringe „Protein-Qualität". Besitzt andererseits ein Protein alle neun essentiellen Aminosäuren und sind diese ausreichend, um den menschlichen Bedarf zu stillen, dann wird diesem Protein eine hohe „Protein-Qualität" zugeordnet.

Proteine und Aminosäuren erfüllen zahlreiche Aufgaben; einige Aminosäuren wie Glutamin spielen mehrfache Rollen. Es überrascht daher nicht, dass unangemessener Konsum von Proteinen und/ oder Aminosäuren wichtige Folgen für die Gewebe- und Organfunktion und der Aufrechterhaltung der Gesundheit und auf das Wohlbefinden des Menschen hat.

Der Körper regeneriert sich selbst ohne Unterbrechung 24 Stunden am Tag. Dies erfordert, dass sich  Protein zu jeder Zeit in der Blutbahn befindet, um einen optimalen Gesundheitszustand zu garantieren. Wenn eine dieser acht Aminosäuren nicht in der Nahrung enthalten ist, die Sie zu sich nehmen, dann wird der Körper unter Proteinmangel leiden. In Folge dessen wird er sich selbst verzehren, indem er Proteine verbrennt, die in den Muskeln gespeichert sind, um das Herz, Nieren und andere lebenswichtige Organe zu schützen.

Proteine sind in der Ernährung von so großer Wichtigkeit, dass Sie im Gegensatz zu Kohlenhydraten und Fetten alleine von Proteinen leben könnten. Sie können all diese drei als Brennstoff verbrauchen, aber nur Protein kann auch zu Muskelwachstum und Regenerierung benutzt werden.

Wenn Proteine in größeren Mengen konsumiert werden, wird die Einnahme von Kohlenhydraten und Ballaststoffen reduziert, da man nur eine gewisse Menge an Nahrung täglich zu sich nehmen kann, bevor man satt wird. Der Konsum von Obst und Gemüse ist im Ernährungsplan ebenfalls beschränkt, um größere Proteinmengen zuzulassen. In diesem Fall entgehen dem Körper wichtige Vitamine und Mineralien wie auch ballaststoffreiche Kohlenhydrate. Es muss ein angemessenes Gleichgewicht herrschen zwischen all den Nahrungsmitteln in der täglichen Ernährung und den Energieanforderungen des Körpers.

Wenn Glucose im Körper knapp ist, ist der Körper als Konsequenz der durchgeführten proteinreichen und kohlenhydratarmen Ernährung dazu gezwungen, Fettsäuren (und Protein) als Energiequelle zu nutzen. Das Aufspalten von Fettsäuren führt zu großen Mengen an Produktion von Ketonkörpern die mehr Fett enthalten als der Körper verarbeiten kann. Ketonkörper sind die Abfallprodukte nach der Aufspaltung von Fetten und Proteinen in der Leber.

Überschüssige Ketonkörper können recht bedrohlich sein, da sie in Blut wandern und es säurehaltiger machen. Das ist eine gefährliche Situation, da die säurehaltigere Umgebung die Fähigkeit beeinflusst, Sauerstoff im Blut zu transportieren. Dies könnte zu einer verringerten Menge an Sauerstoff führen, der zu den Körperzellen transportiert wird. Wenn Zellen an Sauerstoffmangel leiden, werden sie schlussendlich absterben. Und ein Überschuss an Ketonkörpern kann schlechten Atem sowie Austrocknung zur Folge haben.

Diejenigen, die hartes Training oder schwere körperliche Arbeit absolvieren, müssen mehr Protein am Tag zu sich nehmen als eine Person, die ihre Arbeit größtenteils im Sitzen erledigt; als allgemeine Regel wird empfohlen, dass die Aufnahme von Protein einer Person mit regelmäßiger Bewegung zwischen 1 und 1,5g pro Kilogramm des Körpergewichts betragen sollte. Da der Körper Fette und Kohlenhydrate schneller in Brennstoffe für den Körper aufspalten kann als Protein, wird Protein normalerweise als Brennstoffreserve genutzt außer, wenn in der Ernährung keine ausreichenden Mengen an Fetten und Kohlenhydraten vorhanden sind.

Proteine, die alle neun essentiellen Fettsäuren enthalten, befinden sich sowohl in Tieren als auch in Pflanzen. Ein Ursprung ist nicht besser als der andere. Gute Quellen von Proteinen sind Fleisch, Käse, Milch, Fisch und Eier. Andere wichtige Quellen sind Bohnen, Erbsen und Sojabohnen. Proteine in Pflanzen wie Linsen, getrockneten Bohnen, Erbsen, Nüssen und Cerealien werden als unvollständige Proteine betrachtet, da eine oder mehr essentielle Aminosäuren fehlen; nur indem man mehrere von ihnen gleichzeitig kombiniert, erhält man ein vollständiges Protein.

Es sollte bemerkt werden, dass viele proteinreiche Quellen auch reich an gesättigten Fetten sind, so dass es ratsam ist, soviel des Proteinbedarfs wie möglich aus Gemüse, Fisch und weißem Fleisch zu beziehen, wobei magere Stücke roten Fleischs und fettarme Milchprodukte die zweite Wahl sind. Pflanzliche Proteine machen weitgehend 60 bis 70% des gesamten Proteinkonsums in Entwicklungsgebieten aus, wobei Cerealien in diesem Fall die vorherrschende Quelle sind.

# Vitamine

Vitamine sind ein Verband chemisch unterschiedlicher Verbindungsgruppen mit einer Anzahl von Aufgaben im Körper. Was sie gemeinsam haben ist, dass sie organische Verbunde sind, die für die Erhaltung der normalen Gesundheit und den ganzen Stoffwechsel benötigt werden. Sie werden in sehr kleinen Mengen benötigt (in Milligramm pro Tag) und können daher von den essentiellen Fettsäuren und den essentiellen Aminosäuren, die in größeren Mengen pro Tag benötigt werden, unterschieden werden.

Vitamine agieren als Katalysatoren für Stoffwechselprozesse, die Fett, Kohlenhydrate und Proteine in Kalorien – oder Energie – umwandeln. Daher begünstigen sie die Reaktion, werden durch sie aber nicht „verbraucht" oder konsumiert. Viele dieser Prozesse, die sich im Körper während oder nach körperlicher Betätigung abspielen, werden durch Vitamine unterstützt: Beispielsweise ist Vitamin E ein einflussreiches Antioxidationsmittel, welches die Genesung nach hartem Training begünstigt und wortwörtlich Krankheiten durch den Schutz der Zellen vor Angriffen freier Radikale vorbeugt.

Wie oben erwähnt sind Vitamine eine Gruppe verschiedener (chemischer) Verbindungen. Die meisten Vitamine sind in Reihenfolge nach ihrer Entdeckung benannt worden, Vitamin A war das erste, dann kam Vitamin B, C und so weiter.

## Vitamin A

Vitamin A spielt eine Rolle bei der Sehkraft und eine Hauptrolle bei der Genexpression und der Unterscheidung von Gewebe. Die bei weitem Vitamin-A-reichste Quelle kommt von der Leber.

Vitamin-A-Mangel ist ein Hauptproblem des Gesundheitswesens in vielen Gebieten der Welt. Die frühesten Anzeichen eines Mangels sind mit der Sehkraft verbunden. Zunächst tritt ein Empfindlichkeitsverlust gegen grünes Licht auf, diesem folgt eine Beeinträchtigung der Anpassung an gedämpftes Licht, dann die Unfähigkeit, überhaupt etwas in gedämpftem Licht zu erkennen (Nachtblindheit). Langwieriger oder stärkerer Mangel führt zu irreversiblen Schäden der Augen, welche Blindheit hervorrufen. Es spielt auch eine große Rolle bei der Differenzierung von Zellen des Immunsystems, und ein leichter Mangel, der nicht groß genug ist um irgendwelche Störungen der Sehkraft hervorzurufen, führt zu einem erhöhten Risiko, dass der Körper durch eine Anzahl von Infektionskrankheiten geschädigt wird. Gleichzeitig wird die Synthese von Retinolbindenden Proteinen (RBP wird von der Leber abgesondert) als Reaktion auf die Infektion reduziert, sodass eine Reduktion der Konzentration des Vitamins in der Zirkulation auftritt und somit eine weitere Schwächung des Immunsystems.

## Vitamin B

Vitamin B (Thiamin) besitzt eine zentrale Rolle im Energie gewinnenden Stoffwechsel und besonders im Stoffwechsel von Kohlenhydraten. Der Bedarf an Thiamin hängt hauptsächlich von dem Kohlenhydratkonsum ab. Für Ernährungspläne, die einen niedrigeren Fett- und einen höheren Kohlenhydratanteil besitzen, kann der Bedarf an Thiamin etwas größer sein. Thiamin ist weitestgehend in Nahrungsmitteln vorhanden, wobei Schweinefleisch eine besonders reiche Quelle ist. Kartoffeln, Vollkorncerealien, Fleisch und Fisch sind die Hauptquellen der meisten Ernährungspläne. Wenn diese Nahrungsmittel, die viel Thiamin besitzen, jedoch dem Sonnenlicht ausgesetzt werden, verlieren sie erhebliche Mengen von Thiamin. Thiaminmangel kann drei verschiedene Syndrome zur Folge haben.

- Beriberi-Krankheit: welche in Verbindung gebracht werden kann mit Herzversagen und Ödemen oder auch nicht. Grundsätzlich kann die Beriberi-Krankheit eine von zwei Arten sein: Trockene und feuchte Beriberi. *Trockene Beriberi* ist ein chronischer Mangel an Thiamin, besonders einer Ernährung reich an Kohlenhydraten zugehörig, welche eine symmetrisch absteigende periphere Neuritis (Entzündung der Nervenenden) ist. Die betroffenen Körperteile werden schmerzempfindlich, taub und empfindlicher. Die Muskeln schmerzen sehr, und in der Endphase, wenn der Patient bettlägerig ist, ruft schon leichter Druck wie durch Bettlaken enorme Schmerzen hervor. Im Fall der feuchten Beriberi wird das Herz von Erweiterungen der Arteriolen, schnellem Blutfluss und einem erhöhten Puls befallen, was zu rechtsseitigem Herzversagen und Ödemen (Annsammlungen von Wasser in Organen und Gewebe des Körpers, was Anschwellen zur Folge hat).

- Akute schädliche (fulminante) Beriberi: Es tritt Herzversagen ohne gesteigertes Herzvolumen auf, und auch nichtperiphere Ödeme können akut auftreten. In den 20ern war sie in Japan weit verbreitet und wurde Shoshin Beriberi genannt. Sie tritt auch bei Alkoholikern ohne klare Anzeichen von Herzversagen auf. Es wurde auch berichtet, dass akute Beriberi bei unterernährten Menschen vorkommt, die intravenös mit Glukose versorgt werden.

- Wernicke-Korsakoff-Syndrom: Der Beginn ist ein wirres Stadium, welches durch Konfabulation und Verlust des Kurzzeitgedächtnisses gekennzeichnet ist, obwohl das Langzeitgedächtnis unbeeinträchtigt sein kann. Danach entwickeln sich neurologische Anzeichen, die durch Nystagmus (unfreiwillige schnelle Bewegung der Augen in horizontaler, vertikaler oder kreisender Ebene des Augapfels) und extraokularer Lähmung (Lähmung der Muskeln, die den Augapfel umgeben) gekennzeichnet sind.

### Vitamin B2

Mangel an Vitamin B2 (Riboflavin) ist in vielen Regionen der Welt ein Problem. Das Vitamin spielt eine zentrale Rolle als Koenzym bei Energie gewinnendem Stoffwechsel, jedoch ist sein Mangel selten, wenn überhaupt, tödlich, da bei Mangel sehr effiziente Erhaltungs- und Wiedergewinnungsmechanismen von Riboflavin auftreten. Milch und Milchprodukte sind wichtige Quellen, die in den meisten Ernährungsplänen mehr als 25% des Gesamtkonsums von

Riboflavin bereitstellen. Andere reiche Quellen sind Eier, Fleisch und Fisch.

Es gibt keinen bedeutsamen Speicher von Riboflavin; abgesehen von der begrenzten Aufnahme wird überschüssiger Verzehr schnell ausgeschieden. Unter normalen Bedingungen sind etwa 25% der Harnausscheidung von Riboflavin unverändertes Vitamin. Obwohl Riboflavin an allen Stoffwechselregionen beteiligt ist, ist ein Mangel nicht tödlich (ein Mangel ist weltweit verbreitet). Es scheint zwei Gründe dafür zu geben, dass ein Mangel nicht zum Tod führt. Der eine ist, dass, obwohl Mangel verbreitet ist, das Vitamin in den meisten Nahrungsmitteln vorkommt und die meisten Ernährungspläne eine minimal angemessene Menge bereitstellen, um die zentralen Stoffwechselbahnen zu erhalten. Der zweite, wichtigere Grund ist, dass bei Mangel eine extrem effiziente Wiederverwendung von Riboflavin, welches durch den Umsatz von Flavoproteinen freigesetzt wird, stattfindet, so dass nur ein kleiner Anteil umgewandelt oder ausgeschieden wird.

## *Vitamin B6*

Vitamin B6 ist in Nahrungsmitteln weit verbreitet. Jedoch kann ein beachtlicher Anteil des Vitamins in pflanzlicher Nahrung in Form von Glukose vorliegen (Zusammensetzungen, die typischerweise aus Pflanzen gewonnen werden, welche hydrolisiert werden können), die vermutlich nicht biologisch erhältlich sind, obwohl ein Teil durch Darmbakterien hydrolisiert (aufspalten bei Reaktion mit Wasser) werden kann. Da die Hauptrolle des Vitamins B6 der

Aminosäurenstoffwechsel ist, ist es wahrscheinlich, dass Proteinaufnahme den Bedarf von Vitamin B6 beeinflusst. Erwachsene mit einer an Vitamin B6-mangelnden Ernährung entwickeln schneller Abnormalitäten, und ihr Vitamin B6 im Blut fällt schneller, wenn ihre Proteinaufnahme recht hoch ist, (80 – 160g pro Tag) im Vergleich zu niedriger Proteinaufnahme (30 – 50g pro Tag). Mangel an Vitamin B6, der schwer genug ist, um zu Krankheitsanzeichen zu führen, ist sehr selten. Von einem Ausbruch von Vitamin B6-Mangel wurde nur einmal in den 50ern berichtet, als Babys mit einem Milchpräparat gefüttert wurden, welches bei der Produktion sehr stark erhitzt wurde. Die meisten Säuglinge litten an Krämpfen, die nach der Verabreichung von Vitamin B6 schnell nachließen. Gemäßigter Vitamin B6-Mangel führt zu einer Reihe von Abnormalitäten des Aminosäurenstoffwechsels und kann für die Entwicklung von hormonbedingtem Brust-, Gebärmutter- und Prostatakrebs wichtig sein.

### Vitamin B12

Vitamin B12 ist nur in tierischen Nahrungsmitteln vorhanden, obwohl es auch von einigen Hefepilzen und Bakterien gebildet wird. Es gibt keine pflanzlichen Quellen dieses Vitamins. Das bedeutet, dass strenge Vegetarier, die keine Nahrungsmittel tierischer Herkunft zu sich nehmen, gefährdet sind, einen ernährungsbedingten Mangel an Vitamin B12 zu entwickeln, obwohl bereits für Vegetarier akzeptable Präparate von Vitamin B12 erhältlich sind, die durch bakterielle Fermentation gewonnen werden. Die kleinen Mengen von Vitamin B12, die von Bakterien auf der Oberfläche von Obst gebildet werden, können ausreichen, um den Bedarf zu decken. Mangel an Vitamin

B12 löst schädliche Anämie (Minderung der roten Blutzellen in Folge der Unfähigkeit, Vitamin B12 aufzunehmen) aus.

Ein Mangel an Vitamin B12 löst funktionellen Folsäuremangel aus; dies ist, was die wiederholte Vermehrung roter Blutzellen stört, was dazu führt, dass unreife Vorläufer in die Zirkulation abgegeben werden. Das andere klinische Kennzeichen von Vitamin B12-Mangel, welcher sehr selten bei Mangel an Folsäure zu sehen ist, ist die Rückbildung des Rückenmarks; daher die Bezeichnung „schädlich" für die Anämie bei Vitamin B12-Mangel. Die Rückbildung des Rückenmarks ist zurückzuführen auf eine Störung der Methylierung von Argininablagerungen auf basischem Myelin-Protein und kommt bei etwa einem Drittel der Patienten mit Anämie, welche durch Vitamin B12-Mangel bedingt ist, vor und bei etwa einem Drittel der Patienten, die keine Zeichen von Anämie zeigen. Die am weitesten verbreitete Ursache von schädlicher Anämie ist eher das Scheitern, Vitamin B12 aufnehmen zu können, als ernährungsbedingte Mängel. Vorkommend nach bestimmten Magen-Operationen.

### Vitamin C

Vitamin C (Ascorbinsäure) ist nur für eine begrenzte Anzahl von Gattungen mit Wirbeln ein Vitamin: Menschen und andere Primaten, das Meerschweinchen, Fledermäuse, die Singvögel und die meisten Fischarten. Es kommt in Obst und Gemüse vor. Beachtliche Verluste an Vitamin C treten auf, wenn Obst welkt oder als Folge der Freilassung von Ascorbatoxydase des pflanzlichen Gewebes, wenn

Obst geschnitten wird. Erhebliche Verluste des Vitamins treten auch beim Kochen auf, sowohl durch Auslaugen im Kochwasser als auch durch Oxidation an der Luft, welche anhält, wenn Nahrungsmittel vor dem Servieren stehen gelassen werden.

Die Vitamin-C-Mangelkrankheit Skorbut war früher ein verbreitetes Problem am Ende des Winters, als monatelang kein frisches Obst und Gemüse erhältlich war. Die frühesten Anzeichen von Skorbut bei einer Vitamin-C-armen Ernährung sind Veränderungen der Haut, die mit Verstopfungen der Haarfollikel durch Hornmaterial beginnen und denen eine Vergrößerung der hyperkeratotischen Follikel und kapillare Blutungen mit beachtlichem zusätzlichen Verlust roter Zellen folgen, vermutlich als Folge von der erhöhten Zerbrechlichkeit der Blutkapillaren. In einem späteren Stadium tritt auch Zahnfleischbluten auf, zuerst in den Papillen zwischen den Zähnen und fortschreitend als allgemeine Schwammigkeit und Bluten. Dies ist häufig begleitet von sekundärer bakterieller Infektion und erheblichem Zahnfleischrückgang vom Zahnhals bis zum Zahn. Während der Zustand fortschreitet, tritt Rückgang von Zahnzement auf und die Zähne lockern sich im Kieferkamm und können herausfallen. Bei Skorbut weisen Verletzungen nur oberflächliche Heilung auf mit wenig oder gar keiner Bildung von Narbengewebe, so dass sich Heilung verzögert und Wunden schnell wieder öffnen. Fortgeschrittener Skorbut wird begleitet von starken Schmerzen in den Knochen, die den Veränderungen der Knochenmineralisierung als Folge von abnormaler Collagensynthese zugeschrieben werden können. Knochenbildung lässt nach und bereits bestehende Knochen verdünnen sich, so dass die Knochen bei minimalem Trauma brechen.

Der Bedarf an Vitamin C zur Vorbeugung von klinischem Skorbut liegt bei weniger als 10mg pro Tag. Jedoch heilen Wunden bei diesem Konsumniveau aufgrund des Bedarfs an Vitamin C bei der

Collagensynthese (einem fasrigen Protein, das das zusammenbindende Gewebe ausmacht) nicht richtig. Ein Konsum von 20mg / Tag ist für optimale Wundheilung notwendig.

## *Vitamin E*

Obwohl Vitamin E in den 20ern als eine Ernährungsgrundlage bei Tieren identifiziert wurde, wurde erst 1983 gezeigt, dass es wesentlicher Bestandteil menschlicher Ernährung ist. Anders als andere Vitamine wurde keine klar formulierte physiologische Funktion von Vitamin E bestimmt; es agiert als lipidlösliches Antioxidationsmittel in der Zellmembran, aber viele seiner Funktionen können durch synthetische Antioxidationsmittel ersetzt werden. Es gibt einen epidemiologischen Nachweis, dass ein hoher Konsum an Vitamin E mit einem verminderten Vorkommen an Herzkreislauferkrankungen verbunden ist.

Pflanzliche Öle sind reiche Quellen von Vitamin E, aber beachtliche Mengen befinden sich auch in Nüssen und Samen, den meisten grünblättrigen Gemüsearten und einer Vielzahl von Fischen.

Ein Mangel an Vitamin E in der menschlichen Ernährung ist unbekannt, auch wenn Patienten mit schwerer Malabsorption von Fett, Mukoviszidose (eine Erbkrankheit, bei welcher ein dicker Schleim die Lungen verstopft, was zu Atemproblemen führt und die Bauchspeicheldrüsen verstopft), einiger Formen von chronischen Lebererkrankungen oder (sehr seltenem) angeborenen Mangel von Plasma $\beta$-Lipoprotein an Defizienz leiden, da sie nicht imstande sind, das Vitamin aufzunehmen oder im Körper zu transportieren. Sie leiden an schweren Nerven- und Muskelmembranschäden. Frühgeborene laufen Gefahr, unter Vitamin E-Mangel zu leiden, da die oft mit unangemessenen Reserven des Vitamins geboren werden. Die Membran der roten Blutzellen der Säuglinge mit Mangelerscheinungen ist ungewohnt fragil als Folge von unkontrolliertem oxidativem Angriff durch Radikale. Dies kann zu hämolytischer Anämie (Verminderung der roten Blutzellen aufgrund verfrühter Zerstörung der Zellen) führen, wenn ihnen keine Ergänzungen des Vitamins verabreicht werden.

## *Vitamin K*

Vitamin K wurde in Folge von Nachforschungen über die Ursache einer Blutungsstörung (hämorrhagische Diathese) von Rindern, die mit Silofutter aus Süßklee gefüttert, und von Hühnern mit fettfreier Ernährung entdeckt. Der fehlende Bestandteil der Ernährung der Hühner wurde als Vitamin K bezeichnet, wohingegen das Problem bei den Rindern darin lag, dass das Futter Dicumarol enthielt, ein Gegner von Vitaminen.

Abgesehen von beabsichtigter experimenteller Manipulation ist Vitamin K-Mangel unbekannt, und die Bestimmung von Anforderungen ist wegen fehlender Angaben über den Stellenwert von Menachinonen, die durch Darmbakterien künstlich hergestellt werden, kompliziert. Eine kleine Anzahl von Neugeborenen besitzt sehr geringe Reserven an Vitamin K und läuft Gefahr, an einer potentiell tödlichen hämorrhagischen Krankheit zu erkranken. Es wird daher allgemein empfohlen, dass allen Neugeborenen eine einfache prophylaktische Dosis Vitamin K verabreicht wird.


### *Niazin*

Niazin ist streng genommen kein Vitamin, da es im Körper aus der essentiellen Aminosäure Tryptophan hergestellt werden kann. Tatsächlich wird Niazin in der Ernährung nur wichtig, wenn der Stoffwechsel von Tryptophan gestört ist. Die bestdefinierte Rolle von Niazin ist die im Stoffwechsel von Brennstoffen. Nichtsdestotrotz wurde Niazin als Nährstoff während der Studie der Mangelkrankheit Pellagra entdeckt. Pellagra wurde in Europa verbreitet, als Mais als ertragsreiches Massennahrungsmittel eingeführt wurde. Den Proteinen von Mais fehlt es besonders an Tryptophan, und wie bei anderen Cerealien stellt es wenig oder gar kein Niazin biologisch zur Verfügung.

Pellagra wird gekennzeichnet durch eine photosensitive Dermatitis (Entzündung der Haut), einem starken Sonnenbrand ähnelnd, typisch mit einem schmetterlingsähnlichen Muster auf dem Gesicht, und befällt alle Teile der Haut, die dem Sonnenlicht ausgesetzt sind, aber Druck unterliegen, wie zum Beispiel Knie, Ellbogen, Hand- und Fußgelenke. Fortgeschrittene Pellagra wird von Demenz (genauer, einer depressiven Psychose) begleitet und es kann Durchfall auftreten. Unbehandelte Pellagra führt zum Tod.

Auf der Grundlage von Studien über Schwund/ Fülle, in welchen die Harnausscheidung von Niazinmetaboliten gemessen wurde, nachdem Tryptophan oder Niazin verabreicht wurde, liegt der durchschnittliche Bedarf an Niazin bei 1,3mg.

## *Folsäure*

Folsäure wirkt beim Transport von Ein-Kohlenstoff-Fragmenten in einer großen Anzahl von biosynthetischen und katabolischen Reaktionen (als Reaktionsart oder Reihe von Reaktionen, in welchen komplexe Moleküle in einfachere gespalten werden); es ist daher vom Stoffwechsel eng verwandt mit Vitamin B12. Der Mangel von jedem der Vitamine hat die gleichen gesundheitlichen Auswirkungen, und die wichtigsten Folgen von Vitamin-B12-Mangel werden durch Auswirkungen auf den Stoffwechsel von Folsäure ausgeübt.

Abgesehen von Leber sind Obst und Gemüse die wichtigsten Quellen für Folsäure in der Ernährung. Obwohl Folsäure in Nahrungsmitteln weit verbreitet ist, ist ernährungsbedingter Mangel nicht ungewöhnlich, und eine Zahl von allgemein verwendeten Medikamenten kann Folsäureschwund hervorrufen. Wichtiger noch ist, dass es gute Hinweise darauf gibt, dass eine Einnahme von Folsäure, deren Menge beachtlich größer ist als die der normalen Ernährung, das Risiko der Neuralrohrschäden beim Embryo verringert, und schwangeren Frauen wird daher empfohlen, Nahrungsergänzungsmittel einzunehmen.

Ernährungsbedingter Mangel an Folsäure ist nicht ungewöhnlich und Mangel an Vitamin B12 führ auch zu funktionalem Folsäuremangel. In jedem Fall sind es Zellen, die sich schnell teilen und daher einen großen Bedarf an Thymidinen zur Synthese von DNS haben, die schwerer betroffen sind. Dies sind die Zellen des Knochenmarks, die der roten Blutzellen, den Zellen der Darmschleimhaut und ihrer Haarfollikel.

### *Pantothensäure*

Pantothensäure (auch bekannt als Vitamin B5 und ehemals Vitamin B3) spielt eine zentrale Rolle im energiegewinnenden Stoffwechsel und in der Biosynthese von Fettsäuren. Pantothensäure kommt weitestgehend in allen Nahrungsstoffen vor; der Name leitet sich von der griechischen Bezeichnung für „von überall" ab, was im Gegensatz zu anderen Vitaminen steht, die ursprünglich von einzelnen besonders reichen Quellen isoliert wurden. In Folge dessen ist über den Mangel bei Menschen noch nicht eindeutig berichtet worden.

Ein Symptom von Pantothensäuremangel ist ernährungsbedingte Melalgie, auch „burning-feet-Sydrom" genannt. Es gibt keine Belege, aufgrund welcher man den Bedarf an Pantothensäure einschätzen kann. Die durchschnittliche Einnahme liegt zwischen 3 und 7mg pro Tag, und da keine Mangelerscheinungen auftreten, ist eine solche Einnahme offenbar mehr als ausreichend, um den Bedarf zu decken.

### *Biotin*

Biotin wurde ursprünglich als Teil eines Komplexes namens Bios entdeckt, was das Wachstum von Hefe unterstützte und, getrennt davon, als Vitamin H, der schützende oder heilende Faktor beim „Eiweiß-Verletzungs-Syndrom" - die Krankheit, welche in Menschen und Versuchstieren durch Ernährungen erregt wird, die große Mengen ungekochten Eiweißes enthalten.

Biotin ist in Nahrungsmitteln weit verbreitet und sein Mangel ist unbekannt, außer bei Menschen, die für lange Zeit parenteral ernährt wurden (eine Methode, Nährstoffe oder andere Substanzen direkt in eine Vene zu speisen), und einer sehr kleinen Anzahl von Menschen, die große Mengen ungekochten Eiweißes konsumieren. Avidin, ein Protein in Eiweiß, bindet Biotin sehr fest und macht seine Aufnahme unmöglich. Avidin wird durch Kochen denaturiert und verliert dann seine Fähigkeit, Biotin zu binden. Die Menge an Avidin in ungekochtem Eiweiß ist relativ gering, und Probleme von Biotinmangel sind nur bei Leuten aufgetreten, die über mehrere Jahre hinweg ein Dutzend oder mehr rohe Eier am Tag gegessen haben. Sie entwickelten eine feine schuppige Dermatitis und Haarausfall (Alopecia).

Wie in der obigen Liste der Vitamine angegeben, werden sie vom Körper in kleinen Dosen benötigt, aber wenn Sie besorgt darüber sind, dass Ihre Ernährung unausgewogen sein könnte, gibt es viele rezeptfrei erhältliche Multivitamine, und es schadet nichts, wenn man sie einmal am Tag einnimmt. Vitamine sind jedoch nicht die einfache Lösung um Gesundheit und Fitness zu verbessern.

# Mineralien

Essentielle Mineralien, darunter die Spurenelemente, sind anorganische Elemente, die eine physiologische Funktion im Körper besitzen. Sie müssen im Ernährungsplan (feste und flüssige Nahrung) vorhanden sein und reichen vor Gramm pro Tag für die wichtigsten (Makro-)Mineralien bis Milligramm bis Mikrogramm pro Tag für die Spurenelemente.

Ablauf der Aufnahme durch den Magen-Darm-Trakt und Ausscheidung mit Körperflüssigkeiten sind wesentliche Verfahren, in welchen die Konzentration und die Menge eines Elementes im Körper kontrolliert werden kann. Zusätzlich kann Speicherung an unaktiven Stellen und in unreaktiven Formen ein Element daran hindern, anders im Körper zu wirken, und eine Abgabe von Speicher kann bei Ernährungsmangel wichtig sein.

Alle Elemente haben das Leistungsvermögen, toxische Syndrome hervorzurufen, wohingegen einige das Leistungsvermögen besitzen, Mangelerscheinungen hervorzurufen. Aber der Mangel von nur vier dieser anorganischen Elemente ist dafür bekannt, bei der menschlichen Bevölkerung aufzutreten. Zwei dieser Mängel, Jod und Eisen, sind bei der menschlichen Bevölkerung weit verbreitet, während die andern beiden, Zink und Selen, nur bei manchen Bevölkerungsgruppen unter besonderen festgelegten Bedingungen vorkommen. Mangelerscheinungen jedes dieser anorganischen Elemente sind bei Menschen außergewöhnlich und treten hauptsächlich zweitrangig neben anderen gesundheitlichen Verfassungen auf. Die anderen Elemente, über die es bislang noch keine veröffentlichten Empfehlungen für die Ernährung gibt, können sich jedoch als grundlegend für einen hervorragenden Gesundheitszustand und Wohlbefinden beim Menschen erweisen.

## *Kalzium*

Kalzium ist ein metallisches Element und steht beim Vorkommen in der Erdkruste an fünfter Stelle, wo es mehr als 3% ausmacht. Kalzium kommt in der Natur nur in Verbindung vor; es tritt in reichem Maße in Kalk, Granit, Eierschale, Muschelschalen, kalkhaltigem Wasser, Knochen und Kalkstein auf. Kalzium war eines der ersten Elemente, die als grundlegend für die Ernährung bekannt waren. Alle Nahrungsmittel pflanzlicher Herkunft enthalten geringe aber nützliche Mengen an Kalzium. Tiere reichern Kalzium in Milch an, und Milch und Milchprodukte sie die wichtigsten Nahrungsquellen für Kalzium.

Der menschliche Körper enthält etwa 1200 Gramm Kalzium, was etwa 1-2% des Körpergewichts ausmacht. Davon befinden sich 99% in mineralisiertem Gewebe wie Knochen und Zähne, wo es als Kalziumphosphat vorkommt, (zusammen mit einer kleinen Bestandteil Kalziumkarbonat) und Steifheit und Struktur schenkt. Die übrigen 1% befinden sich im Blut, extrazellulärer Flüssigkeit, Muskeln und anderem Gewebe.

Kalzium wird für normales Wachstum und der Entwicklung des Skeletts benötigt. Während Skelettwachstum und Reifeprozess, das heißt bei den Menschen bis Anfang zwanzig, sammelt sich Kalzium im Skelett mit einer durchschnittlichen Rate von 150mg/ Tag an. Während des Reifeprozesses ist der Knochen und somit das Skelett mehr oder weniger in Kalziumgleichgewicht. Angemessne Kalziumaufnahme ist entscheidend, um optimale Höchstmasse von Knochen zu erhalten, und schränkt den Grad des altersbedingten Knochenschwundes ein.

Aufgrund der geringen Stoffwechselansammlung von Kalzium (weniger als 0.1% in dem Bereich der extrazellulären Flüssigkeit) im Bezug auf die große Reserve im Skelett für alle praktischen Verwendungszwecke tritt vermutlich nie Kalziummangel auf, jedenfalls nicht als Ernährungsstörung. Wenn jedoch eine kontinuierliche oder schlechte Aufnahme von Kalzium im Darm stattfindet (zum Beispiel durch Vitamin-D-Mangel), wird die Kalziumkonzentration in der Zirkulation hauptsächlich auf Kosten der Skelettmasse erhalten, das heißt durch eine erhöhte Rate der Knochenresorption (ein Vorgang, bei dem eine Substanz wie Gewebe verloren geht indem sie zerstört und dann vom Körper aufgenommen wird). Der zunehmende Effekt eines solchen Kalziumschwundes auf das Skelett über viele Jahre hinweg trägt bei zum steigenden Vorkommen von Osteoporose im Alter. Chronische unangemessene Aufnahme oder schlechte Darmaufnahme von Kalzium kann auch eine Rolle in der Äthiologie von Bluthochdruck spielen, darunter Schwangerschaftsvergiftung (ein Zustand während der Schwangerschaft, bei dem die Symptome hoher Blutdruck, Ödeme – Ansammlung überschüssiger Mengen an Flüssigkeit im Gewebe, die zu Schwellungen führen – und Protein in Urin sind) und Darmkrebs.

Es wurde festgestellt, dass übermäßige Kalziumeinnahme durch Nahrungsergänzungsmittel gegenteilige Wirkungen beim Menschen haben. Die drei wichtigsten:

- Bildung von Nierensteinen (Nephrolithiase)

- Das Syndrom der Hyperkalziämie (ein Übermaß an Kalzium im Blut) und renaler (den Nieren zugehöriger) Mangel mit oder ohne Alkalose

- Die Wirkung auf die Aufnahme anderer notwendiger Mineralien, zum Beispiel Eisen, Zink, Magnesium und Phosphor

### *Magnesium*

Magnesium ist wie Kalzium ein alkalisches Erdmetall. Es ist das achthäufigste Metall in der Erdkruste. Es wurde zuerst als notwendiger Bestandteil der Ernährung bei Ratten und danach bei Menschen ausgewiesen. Ernährungswissenschaftler haben erkannt, dass Magnesiummangel selten ist und dass es nur in klinischem Umfeld als Nebeneffekt einer anderen Krankheit vorkommt. Jüngst wurde gemäßigter oder grenzwertiger Mangel als Risikofaktor für chronische Krankheiten wie Osteoporose, Herz-Kreislauf-Erkrankungen und Diabetes nahe gelegt. Nahrung mit einem hohen Magnesiumanteil beinhalten Vollkorn, Hülsenfrüchte, grünblättriges Gemüse und Tofu; Fleisch, Obst und Milchprodukte haben einen mittelmäßigen Magnesiumanteil.

Magnesium ist das zweithäufigste Kation (ein Ion mit positiver Ladung), das sich im Körper befindet (etwa 25g). Es ist gleichmäßig aufgeteilt zwischen dem Skelett (50 - 60%) und dem weichen Gewebe (40 – 50%). Etwa ein Drittel des Magnesiums befindet sich an der Knochenoberfläche und wird als austauschbar betrachtet und kann daher dazu dienen, die Magnesiumkonzentration im weichen Gewebe in Notzeiten zu erhalten. Körpermagnesium ist am engsten mit den Zellen verbunden; nur 1% des gesamten Magnesiums im Körper ist extrazellulär. In der Zelle befindet sich Magnesium in allen Bereichen. Magnesium-Homeostase wird durch die Kontrolle der Effizienz der Darmaufnahme und Magnesiumverlust über den Urin erhalten. Der letztgenannte Vorgang ist ein strenger geregelter Kontrollmechanismus von Magnesium. Es wird vermutet, dass Magnesiumaufnahme beim Menschen über den Dünndarm stattfindet.

Magnesium ist unentbehrlich für eine Vielzahl von grundlegenden Zellreaktionen, und es ist bei mindestens 300 enzymischen Schritten des intermediären Stoffwechsels beteiligt, zum Beispiel im Arbeitsvorgang, Glukose in Pyruvate zu verwandeln, und bei der Proteinsynthese. Es spielt auch eine wichtige Rolle bei der Entwicklung und Erhaltung der Knochen, etwa 60% des Magnesiums befindet sich in den Knochen. Magnesium wurde auch nachgewiesen, die Chromatin-Kondensation zu verstärken und ihm die Rolle der Chromosomen-Kondensation bei der Regulierung der Genaktivität zugeteilt; Magnesiumschwund könnte indirekt die Gentranskription beeinflussen.

Magnesiumhomeostase bei normalen, gesunden Menschen kann durch eine große Anzahl von Einnahmen erhalten werden. Daher kann Magnesiummangel nicht als Problem bei gesunden Menschen auftreten. Magnesiummangel wird nur bei Menschen unter zwei Bedingungen beobachtet: Als sekundäre Komplikation eines ursprünglichen Krankenstandes (Erkrankungen der Herz-Kreislauf- und neuromuskulärer Funktion, endokrine Erkrankungen, Syndrome schlechter Absorption, Muskelschwund) und als Folge von seltener genetischer Abnormalität der Magnesiumhomeostase. Symptome von Magnesiummangel beinhalten:

- Fortschreitender Rückgang von Plasma-Magnesium (10 – 30% verringert) (Plasma ist ein Gas geladener Partikel) und Magnesium der roten Blutzellen (langsamer und weniger extrem als der Rückgang des Plasma-Magnesiums)

- Hyperkalzämie (niedriger Kalziumspiegel im Blut) und Hyperkalziurie

- Hypokaliämie als Folge von übermäßiger Ausscheidung von Kalium, was zu negativer Kaliumbilanz führt

- Herzrhythmusstörungen

- Abnormale neuromuskuläre Funktion

- Muskelkrämpfe

Magnesium, als natürlich vorkommende Substanz in Nahrungsmitteln aufgenommen, wurde noch nicht nachgewiesen, Effekte bei Menschen mit normaler Nierenfunktion zu haben und zu verändern. Veränderte Wirkung von übermäßiger Magnesiumaufnahme (zum Beispiel Durchfall, Übelkeit, Unterleibskrämpfe) wurde beobachtet bei Konsum von Quellen, die nicht aus Nahrungsmitteln kommen, wie verschiedene Magnesiumsalze für pharmakologische Verwendungszwecke.

## Phosphor

Phosphor kommt nie in der freien Natur vor, ist aber in Verbindung mit Mineralen weit verbreitet. Phosphorstein, der den Mineralapatit enthält, ein unreines Trikalzium-Phosphat, ist eine wichtige Quelle dieses Elements. Phosphor (als Phosphat) ist ein grundlegender Bestandteil aller bekannten Protoplasmen (ein dickflüssiges, durchsichtiges Material, das die Substanz in lebenden Zellen ausmacht) und ist gleichförmig bei dem meisten pflanzlichen und tierischen Gewebe. Eine praktische Konsequenz ist, dass Organismen automatisch ihren Phosphor erhalten während sie andere Organismen, die sich in der Nahrungskette weiter unten befinden (egal ob Tier oder Pflanze), konsumieren.

Phosphor macht etwa 0,65 – 1,1% eines ausgewachsenen Körpers aus. Im Körper eines Erwachsenen befinden sich 85% des Phosphors in den Knochen, und die verbleibenden 15% sind im weichen Gewebe verteilt. Dieser anorganische Bestandteil ist von entscheidender Wichtigkeit, obwohl er nur einen winzigen Prozentsatz des Phosphors im Körper ausmacht (weniger als 0,1%). In den anorganischen Bereichen wird Phosphor durch Absorption aus der Ernährung und durch Resorption über die Knochen aufgenommen, und aus diesem Bereich stammen der meiste Phosphor im Harn und der meiste mineralische Hydroxylapatit-Phosphor. Dieser Bereich ist also die Hauptquelle, aus welcher die

Zellen in allen Gewebearten sowohl strukturelles als auch energiereiches Phosphat ziehen.

Phosphor in der Nahrung ist eine Mischung von anorganischen und organischen Formen. Darmphosphate hydrolysieren die organischen Formen, die in aufgenommenem Protoplasma enthalten sind, und somit tritt die meiste Phosphoraufnahme als anorganische Phosphate auf. Bei einer abwechslungsreichen Ernährung erstreckt sich die Aufnahme des gesamten Phosphors bei Erwachsenen über 55 bis 70%. Es gibt keinen Nachweis dafür, dass diese Aufnahme sich mit Nahrungszufuhr verändert. Des Weiteren scheint es keinen wahrnehmbaren anpassungsfähigen Mechanismus zu geben, der die Phosphataufnahme bei geringer Zufuhr verbessert. Dies steht im scharfen Kontrast zu Kalzium, für welchen sich die Effizienz der Aufnahme verbessert, wenn die Nahrungszufuhr abnimmt und für den anpassungsfähige Mechanismen existieren, welche die Aufnahme bei gewohnheitsmäßiger geringer Zufuhr noch weiter verbessern.

Phosphor tritt auf als Hydroxylapatit in verkalktem Gewebe und als Phospholipide, die ein Hauptbestandteil der meisten biologischen Membrane ist und aus Phosphorsäure, Fettsäuren, und Stickstoff besteht, und als Nukleotide und Nukleinsäure. Andere Funktionen des Phosphors

- Zwischenspeicher von Säure- oder Laugenüberschuss, hilft daher, einen normalen pH-Wert zu erhalten

- Der vorübergehende Speicher und die Verlagerung der Energie, welche aus Brennstoffen erhalten wird

- Bei der Phosphorisierung (der chemischen Beigabe einer Phosphatgruppe (Phosphat und Sauerstoff) zu einem Protein oder einer anderen Verbindung)

Da Phosphor in diesen Vorgängen nicht unabänderlich konsumiert wird und auf unbestimmte Zeit wieder verwendet werden kann, ist die eigentliche Funktion des Phosphors in der Ernährung, das Gewebewachstum zu unterstützen (entweder während der individuellen Entwicklung oder während Schwangerschaft und Stillzeit), und zweitrangig den anorganischen Phosphorgehalt durch Ausscheidung und den der Haut in der extrazellulären Flüssigkeit zu ersetzen, deren Phosphor sonst durch Wachstum und Ausscheidung aufgebraucht werden würde.

Unangemessene Phosphorzufuhr äußert sich in Hypophosphatämie. Nur eine begrenzte Anzahl von Phosphat kann in den Zellen gespeichert werden, und das meiste Gewebe hängt von extrazellulären anorganischen Phosphaten für ihren Stoffwechselphosphat ab. Wenn der anorganische Phosphatspiegel der extrazellulären Flüssigkeiten niedrig ist, folgen zelluläre Funktionsstörungen. Auf dem Stand des gesamten Organismus beinhalten die Folgen von Hypophosphatämie Anorexie, Anämie, Muskelschwäche, Schmerzen in den Knochen, Rachitis oder Osteomalazie (auch bekannt als „Erwachsenen-Osteomalazie"), allgemeinem Schwächeverlust oder Schwächemangel, erhöhter Anfälligkeit für Infektionen, Parästhesie (ein Taubheitsgefühl, Prickeln oder Kribbeln der Haut), Ataxie, Verwirrung und sogar Tod. Das Knochengestell wird entweder Rachitis bei Kindern oder Osteomalazie bei Erwachsenen aufweisen. Bei beiden Gruppen besteht die Fehlfunktion aus einem Scheitern, die formenden Knorpel der Röhrknochen oder das Knochenmark zu mineralisieren, zusammen mit einer Beeinträchtigung der chondroblastischen und osteoblastischen Funktion. Phosphor ist weit verbreitet in vielen Nahrungsmitteln, so dass fast komplettes Aushungern erforderlich ist, um Phosphormangel zu erzeugen.

Überschüssige Phosphoraufnahme aus beliebigen Quellen drückt sich als Hyperphosphatämie aus und im Wesentlichen treten all die negativen Folgen des Phosphorüberschusses infolge des erhöhten anorganischen Phosphors in der extrazellulären Flüssigkeit auf. Die wichtigsten Folgen, die Hyperphosphatämie zugeschrieben werden, sind:

- Anpassungen des hormonalen Kontrollsystems, welches den Kalziumhaushalt reguliert.

- Ektopische (metastatische) Verkalkung, besonders der Nieren.

- Bei einigen Tieren erhöhte Porosität des Skeletts.

- Ein Hinweis darauf, dass hoher Phosphorkonsum die Kalziumaufnahme mindern könnte.

In den letzten Jahren sind aufgrund einer möglichen Steigerung der Bevölkerungszahl Bedenken über hohen Phosphorkonsum durch Quellen wie Colagetränke und Suchtmittel aus Nahrungsmittelphosphat aufgekommen. Aktuelle Empfehlungen für Phosphor sind: Kleinkinder 100mg (erste 6 Monate), 275mg (7 – 12 Monate), Kinder 460mg (1 – 3 Jahre), 500mg (4-8 Jahre), 1250mg

(9-18 Jahre), Erwachsene 700mg, Schwangere 1250mg (<18 Jahren), 700mg (19-50 Jahre) und stillende Frauen 1250mg (<18 Jahren), 700mg (19-50 Jahre).

Phosphor befindet sich in Nahrungsmitteln als natürlich vorkommender Bestandteil biologischer Moleküle und als Suchtstoffe aus Nahrung in Form von verschiedenen Phosphorsalzen. Die Phosphordichte von Kuhmilch und anderen Milchprodukten ist größer als die der meisten anderen Nahrungsmittel in einer typischen Ernährung. Das Gleiche gilt für Ernährungen, in denen viele Cola- und einige andere Softgetränke enthalten sind, die Phosphorsäure als ein Säuerungsmittel (eine Substanz, die Nahrungsmitteln oder Getränken zugefügt wird um den pH-Wert zu senken und um einen herben, säuerlichen Geschmack zu erzielen) verwenden.


### Natrium und Chloride

Natrium ist das sechsthäufigste Element in der Erdkruste, und in Meerwasser besteht Salz (Natriumchlorid) aus etwa 80% des aufgelösten Materials. Obwohl es eine große Bandbreite von Natriumsalzen gibt, von denen viele als Zusatzmittel in der Nahrungsmittelherstellung eingesetzt werden (z.B. Natriumnitrat und Mononatriumglutamat), ist Natriumchlorid die Hauptquelle von Natrium in Lebensmitteln. Der durchschnittliche Bedarf an Natrium und Chlorid wird bei etwa 500 beziehungsweise 750mg/ Tag eingeschätzt. Die Einnahme von normalem Natrium (hauptsächlich aus Salz) schwankt zwischen 2 und 14g/ Tag, wobei die Aufnahme von Chlorid (hauptsächlich aus Salzen) im Allgemeinen leicht über der von Natrium liegt.

Natrium ist der bedeutendste extrazelluläre Elektrolyt und kommt als voll wasserlösliches Kation vor. Chlorid befindet sich ebenfalls in extrazellulären Flüssigkeiten und ist als Chloridanion voll wasserlöslich. Beide dieser Ionen werden vom Verdauungstrakt leicht aufgenommen. Ein durchschnittlicher 70kg schwerer Mann besitzt etwa 90g Natrium, von welchem bis zu 75% in dem Mineralapatit des Knochens vorkommen. Plasmanatrium wird streng reguliert durch ein Hormonsystem, welches auch die Wasserbilanz, die pH-Werte und osmotischen Druck reguliert. Angiotensin und Aldosteron wirken beide als Natriumkonservierung, indem sie die Natriumaufnahme der Nieren erhöhen. Im Gegensatz zu Natrium wird Chlorid passiv im Körper verteilt und ersetzt Anionen, welche bei Zellen durch andere Prozesse verloren gehen.

Die Hauptausscheidungsfunktion für sowohl Natrium als auch Chlorid ist der Urin. Der Verlust dieser Ionen durch das Schwitzen tendiert dazu, sehr gering zu sein, außer bei extremer Anstrengung in warmem Klima. Fäkalausscheidungen sind bei gesunden Menschen auch gering.

Natriumkation wirkt aktiv bei der Regulierung von Osmose- und Elektrolytausgleich mit, während Chloridanion (ein negatives Ion) passiv bei diesem Regulierungssystem mitwirkt. Jedes Ion hat jedoch andere Funktionen im Körper. Natrium ist bei der Nervenleitung, aktiven Zelltransport und der Bildung von Mineralapatiten der Knochen beteiligt. Die Hauptfunktionen von

Chloridanionen sind als dissoziierte Hydrochloridsäure im Magen und in der Elektrolytverlagerung in der Membran von Elektrolytenplasma, wo es gegen Bicarbonation ausgetauscht wird.

Verluste von Natrium sind sehr gering, und Natrium- oder Chloridmangel ist sehr schwer herbeizuführen. Wenig Plasmanatrium oder –chlorid hängt weniger von der Ernährung ab als von einer Anzahl klinischer Konditionen, darunter auch starke Traumata und Schwindsucht (Verlust von Körpergewicht und Muskelmasse sowie Schwäche, die bei Patienten mit Krebs, AIDS oder anderen chronischen Krankheiten auftreten können). Verlust von Natrium kann sich ebenfalls als Folge von übermäßiger Wasseraufnahme, nervöser Anorexie (eine Essstörung, die eine falsche Wahrnehmung des Körperbildes charakterisiert), eiternden Dickdarmkatarrh (eine Erkrankung, die eine langfristige Entzündung der Auskleidung der Wirbelsäule verursacht), Lebererkrankungen, Stauungsinsuffizienz mit Ödemen und schweren Infektionen sowie Durchfall ergeben kann. Akuter Durchfall ist die häufigste Ursache von Natriummangel, und orale Rehydrierung hängt von der erfolgreichen Aufnahme des Natriums aus Salzlösungen ab. Erbrechen, chronische Nierenerkrankungen, Nierenversagen und chronische respiratorische Übersäuerung können in Chloridmangel enden.

Übermäßige Salzaufnahme wird bei gesunden Menschen im Normalfall ausgeschieden, wohingegen hohes Plasmanatrium und – chlorid für gewöhnlich verursacht wird von Diabetes insipidus (einer Erkrankung, die zu vermehrter Urinproduktion führt, welche durch einen verringerten Stand antidiuretischer Hormone hervorgerufen wird), Verletzungen des Hirnstamms sowie Dehydrierung entweder aufgrund unzureichender Wasseraufnahme oder übermäßigen Schwitzens. Studien weisen darauf hin, dass eine natriumreiche Ernährung die Kalziumausscheidung sowie das Maßnahmen der Knochenresorption vermehrt und somit eine mögliche Rolle für hohen Salzkonsum bei Osteoporose nahe legt. Studien behaupten ebenfalls, dass hoher Salzkonsum mit Magenkrebs zusammenhängt, wohingegen von einer salzarmen Ernährung geglaubt wird, dass sie sich bei Asthmapatienten möglicherweise vorteilhaft auswirkt. Bei Bluthochdruck wird ebenfalls zu einer natriumarmen Kost geraten.

### Kalium

Kalium, Natrium und Chlorid machen die wichtigsten Elektrolyten im Körper aus. Im Gegensatz zu Natrium und Chlorid betreffen bei Kalium Bedenken hinsichtlich der Ernährung hauptsächlich die Möglichkeit eines zu geringen Konsums. Kalium, wie auch Natrium und Chlorid, sind auf natürliche Weise in Nahrungsmitteln weit verbreitet.

Nahrungsmittelaufbereitung kann den Kaliumgehalt verringern sowie den Salzgehalt erhöhen. Hülsenfrüchte, Nüsse und Trockenobst, besonders Bananen, Avocados und Kiwis sind reiche Kaliumquellen. Die Hauptquellen für Kalium in Gemüse sind Kartoffeln und Spinat, wohingegen Cerealien und Milchprodukte, die einen geringeren Kaliumgehalt haben aber in großen Mengen konsumiert werden, ebenfalls wichtige Quellen in der Ernährung sind. Fleisch und Fisch enthalten gleichermaßen Kalium. Der Kaliumbedarf eines

Erwachsenen wir auf etwa 2g/ Tag geschätzt, aber höhere Einnahmen (bei etwa 3,5g/ Tag) von Kalium werden als optimal eingestuft, während eine chronische Einnahme bei etwa 5,9g/ Tag von Kalium für Menschen mit beeinträchtigter Nierenfunktion gefährlich sein kann. Der ernährungsbedingte Kaliumkonsum kann Menschen, die große Mengen an Obst und Gemüse verspeisen, 6g/ Tag überschreiten.

Kalium ist der bedeutendste intrazelluläre Elektrolyt und tritt als voll wasserlösliches Kation auf. Mehr als 90% des Kaliums in der Ernährung wird vom Verdauungstrakt aufgenommen. Wenige Bestandteile der Ernährung wirken sich auf die Kaliumaufnahme aus, obwohl Olivenöl die Aufnahme steigert und Ballaststoffe diese bis zu einem gewissen Ausmaß senken können. Ein durchschnittlicher 70kg schwerer Mann besitzt etwa 120 Gramm Kalium, je nach Muskelmasse, wobei Männer im Verhältnis gesehen mehr Muskelmasse haben und somit auch mehr Kalium als Frauen. Kalium wird im Körper verteilt als Antwort auf energieabhängige Natriumverteilung. Hyperkalämie (zu viel Kalium in den extrazellulären Flüssigkeiten) stimuliert Insulin, Aldosteron- (ein Hormon, welches von der Nebennierenrinde ausgeschieden wird, die Natrium und Kalium im Blut kontrolliert) und Adrenalinausscheidungen, welche die Kaliumaufnahme von den Körperzellen fördern. Das Hormon Aldosteron stimuliert ebenfalls die Kaliumausscheidung durch die Nieren und bewahrt zur gleichen Zeit Natrium. Urin ist der Hauptausscheidungsweg bei gesunden Leuten, wobei nur kleine Mengen durch Fäkalien und minimale Mengen durch Schweiß verloren gehen.

Der physiologische Stellenwert von Kalium im Körper deckt viele Systeme ab, darunter das Herz-Kreislauf-System, das Atemsystem, das Verdauungssystem, das Nieren- und das endokrine System. Zusätzlich ist Kalium ein Kofaktor für Enzyme, die unter anderem bei dem Energiestoffwechsel, Glykogenese (der Prozess, bei welchem Glykogen aus Glykose gebildet wird) sowie Zellwachstum und Zellteilung beteiligt sind.

Die geringe Konzentration von Kalium im Plasma wird streng reguliert. Hypokalämie kann jedoch entweder von übermäßiger Kaliumaufnahme der Zellen oder Kaliumabbau durch den Körper kommen. Hypokalämie kann zu überschüssigem Insulin, Zunahme von Katecholamin, dem Cushing-Syndrom (überschüssige Steroide), Diuretika, welche den Kaliumverlust antreiben, chronischen Nierenkrankheiten, Durchfall, Erbrechen und Missbrauch von Abführmitteln führen. Eine geringe Kaliumaufnahme führt wahrscheinlich nicht zu Kaliumabbau und Hypokalämie, außer während des Hungerns und nervöser Anorexie.

Die Aktivität der Nerven und Muskeln wird bei Kaliumabbau beeinflusst, und weitere klinische Spätfolgen beinhalten Veränderungen des Herzens (einschließlich Herzstillstand), der Nieren und des Stoffwechsels. Kaliumergänzungsstoffe könnten bei Herzversagen eine Rolle spielen, und vermehrte Kaliumaufnahme kann den Blutdruck senken, was zu einer erhöhten Natriumausscheidung führt. Oraler Verabreichung von Kalium wurde nachgewiesen, das Gleichgewicht von Kalzium und Phosphor sowie Knochenresorption und die Knochenbildungsrate zu verbessern.

Hyperkalämie als Folge von einer Kaliumsverlagerung von den Zellen in extrazelluläre Flüssigkeit oder von übermäßiger Einbehaltung des Kaliums und kann durch starke Traumata und Infektionen, Übersäuerung des Stoffwechsels, der Addison Krankheit (Aldosteron-Insuffizienz) und chronischem Nierenversagen hervorgerufen werden. Übermäßige Inanspruchnahme von Kaliumergänzungsmitteln kann auch zu einem Kaliumüberfluss führen. Die wichtigste Folge von Kaliumüberschuss ist Herzstillstand.

*Eisen*

Eisen ist ein reichlich vorkommendes Element im Universum. Man glaubt, dass der Erdkern hauptsächlich aus Eisen besteht, und Eisen macht etwa 4,7% der Erdkruste aus. Die antiken Griechen waren sich den gesundheitszuträglichen Eigenschaften des Eisens bewusst. Eisen wird seit vielen Jahrhunderten als Gesundheitselixier eingesetzt.

Es ist daher paradox, dass obwohl die Notwendigkeit von Eisen schon seit Langem entdeckt wurde, Eisenmangel wohlmöglich die am häufigsten vorkommende Mangelerscheinung auf der Welt ist. Eisen befindet sich in Fleisch, Eiern, Gemüse und Cerealien, aber seine Konzentration in Milch, Obst und Gemüse ist gering. Der Eisengehalt eines typischen 70kg schweren Mannes liegt bei etwa 4-5 Gramm. Davon werden zwei Drittel als funktionelles Eisen wie Hämoglobin (60%), Myoglobin (5%) und verschiedene Häm- und Nicht-Hämenzyme (5%) verwendet. Das übrige Eisen befindet sich in Depots des Körpers wie Ferritin (20%) und Hämosiderin (10%), den zwei wichtigsten Eisen speichernden Proteinen. Nur sehr geringe Mengen von Eisen (weniger als 0,1%) kommen als Übergangschelat (die Nährstoffe in einem atomaren Ring verbinden, welcher für Pflanzen leicht aufzunehmen ist) mit Transferrin vor, dem wichtigsten Transportprotein für Eisen im Körper.

Der Stoffwechsel von Eisen unterscheidet sich von dem anderer Minerale in einer wichtigen Hinsicht: Es gibt keinen physiologischen Mechanismus zur Ausscheidung von Eisen. Der Körper besitzt drei ganz besondere Mechanismen für das Gleichgewicht von Eisen und um Eisenmangel und Eisenüberbelastung vorzubeugen:

Speicherung von Eisen (wobei Ferritin ein wichtiges reversibles Protein zur Speicherung von Eisen ist)

- Wiederverwendung von Eisen (besonders von Eisen in Erythrozyten)

- Regulierung der Eisenaufnahme

In der Theorie wird die Aufnahme gesteigert wenn der Körper mehr Eisen benötigt, und wenn genügend Eisen vorhanden ist, wird die Aufnahme eingeschränkt. Diese Kontrolle ist nicht perfekt, aber immer noch von großem Stellenwert bei der Vorbeugung von Eisenmangel und Eisenüberschuss. Eisen in Nahrung wird hauptsächlich im Zwölffingerdarm durch einen aktiven Prozess aufgenommen, der Eisen vom Darmlumen in die Schleimhautzellen transportiert. Wenn Eisen vom Körper für Stoffwechselvorgänge benötigt wird, passiert dies direkt die Schleimhautzellen in den Blutstrom, von wo es – indem es sich mit dem Eisen, das aus den alten Blutzellen abgegeben wird (d.h. das effiziente System der Eisenwiederverwertung) verbindet – zum Knochenmark (80%) und anderem Gewebe (20%) transportiert wird. Wenn der Körper kein Eisen benötigt, wird es in den Schleimhautzellen als Ferritin gespeichert und in Fäkalien abgegeben, wenn die Schleimhautzellen abblättern. Jegliche Mengen von Eisen, die über den Bedarf hinaus aufgenommen werden, werden als Ferritin oder Hämosiderin in der Leber, Milz oder im Knochenmark gespeichert. Eisen kann von diesen Eisendepots bei hohem Bedarf abgesondert werden, beispielsweise während einer Schwangerschaft. Die sehr wirksame Regulierung der Eisenaufnahme beugt einem Überschuss von Eisen durch eine normale Ernährung vor, außer bei Menschen mit genetischen Schäden.

Eisen agiert als Katalysatorzentrum für ein breites Spektrum an Stoffwechselfunktionen. Da Eisen in Hämoglobin enthalten ist, wird es für den Sauerstofftransport gebraucht, welcher entscheidend ist für die Zellatmung. Als Myoglobin wird Eisen für die Sauerstoffspeicherung in den Muskeln benötigt. Eisen ist auch ein Bestandteil von verschiedenen Gewebsenzymen, die bei der Energieproduktion entscheidend sind, sowie von Enzymen, die nötig sind für die Funktion des Immunsystems. Daher stellen diese Moleküle, die Eisen enthalten, sicher, dass Körperbrennstoffe wie Kohlenhydrate, Fett und Protein oxidiert werden, um die Energien bereit zu stellen, die für alle physiologischen Prozesse und Bewegungen erforderlich sind.

Die Entwicklung von einer hinreichenden Menge Eisen zu einem Eisenmangel verläuft über drei sich überschneidende Phasen. Die erste Phase besteht aus dem Abbau von gespeichertem Eisen, welches durch eine Abnahme des Ferritins im Serum charakterisiert ist, welche wiederum die Menge des gespeicherten Eisens in der Leber, dem Knochenmark und der Milz widerspiegelt. Die zweite Phase ist die Abnahme des transportierten Eisens, und sie zeichnet sich durch einen Rückgang der totalen Fähigkeit, Eisen zu binden, aus, da übertragendes Eisen mehr freie Verbindungen besitzt als Eisen im Normalstatus. Die dritte Phase entwickelt sich, wenn die Eisenversorgung nicht ausreicht, um genügend Hämoglobin für Erythrozyten bereit zu stellen, und wenn die Versorgung nicht ausreicht, um physiologische Funktionen auszuführen. Die schädlichen Folgen von Eisenmangel treten hauptsächlich in Verbindung mit Anämie auf. Eisenmangel-Anämie kommt am häufigsten bei Kleinkindern, Vorschulkindern, Erwachsenen und Frauen im gebärenden Alter vor, besonders in Entwicklungsländern.

Die funktionellen Auswirkungen von Eisenmangel-Anämie kommen sowohl von einer Reduktion des zirkulierenden Hämoglobins als auch von einer Verminderung der eisenhaltigen Enzyme und Myoglobin. Beide Faktoren spielen vermutlich eine Rolle bei Müdigkeit, Ruhelosigkeit und beeinträchtiger Arbeitsleistung, welche mit Eisenmangel-Anämie zusammen hängt. Andere funktionelle Schäden beinhalten Störungen der normalen Temperaturregulierung und Beeinträchtigung gewisser wichtiger Schritte der Immunreaktion. Eisenmangel-Anämie kann auch eine nachteilige Auswirkung auf psychomotorische und mentale Entwicklung bei Kindern haben sowie Krankheit von Mutter und Kind während einer Schwangerschaft.

## Zink

Zink kommt im Körper sehr häufig vor. Es ist das am häufigsten vorkommende intrazelluläre Spurenelement. Ein Erwachsener besitzt etwa 2g Zink, wobei 4-6% in der Haut vorkommen. Zinkumsatz in diesem Gewebe ist langsam, und daher ist Zink in diesen Geweben in Mangelzeiten nicht verfügbar. Da Zink grundlegend ist für die Synthese von magerem Gewebe, kann es während diesem Vorgang ein beschränkender Nährstoff werden. Es wird allgemein angenommen, dass der Körper keine speziellen Zinkreserven besitzt und somit von einer regelmäßigen Zufuhr dieses Elements abhängt.

Es ist nicht überraschend, dass der Zinkgehalt im Körper streng kontrolliert wird, da dieser grundlegende Aufgaben in vielen wesentlichen Zellprozessen hat. Zink in Nahrungsmitteln wird durch einen Carrier-vermittelten Transportprozess aufgenommen, welcher unter normalen physiologischen Konditionen nicht gesättigt zu sein scheint. Zink wird durch den gesamten Dünndarm aufgenommen. Proximale Aufnahme im Darm ist effizient, hat aber eine lange enteropankreatische Zirkulation; die Nettoaufnahme des Zinks wird durch den distalen Dünndarm bewerkstelligt.

Der Zinkgehalt im Körper wird durch homöostatische Mechanismen reguliert in einer großen Vielfalt an durch Veränderungen der fraktionalen Absorption (normalerweise 20 – 40%) und urinären Ausscheidungen (0,5mg/ Tag) sowie Darmausscheidungen (1-3mg/ Tag). Zum Beispiel wird während Zeitabschnitten mit geringem Zinkkonsum die Aufnahme gesteigert und die Sekretion von endogenem Zink in den Lumen des Magen-Darm-Trakts wird unterdrückt. Die Schwankungen des Zinkgehalts innerhalb der Zellen werden reguliert durch Veränderungen der Menge des Metalls, welche mit dem Speicherprotein Metallothionein zusammenhängt.

Die Verfügbarkeit von Zink in der Ernährung hängt von den Erweiterungen und Hemmstoffen sowie von wirtsabhängigen Faktoren ab. Diäten können grob in Gruppen eingeteilt werden, in welchen man eine niedrige, durchschnittliche oder hohe Bioverfügbarkeit hat, je nach dem Gehalt von Zink, Phytat und tierischem Protein. In einer Ernährung von tierischen und pflanzlichen Produkten kann man eine 20-30%ige Zinkaufnahme erwarten. Die Verfügbarkeit von Zink in verschiedenen Nahrungsmitteln ist sehr unterschiedlich, zwischen 5 und 50%. Fleisch, Meeresfrüchte (besonders Austern) und Leber sind gute Zinkquellen. Die geringste Aufnahme, 10-15% wird bei Ernährungen beobachtet, die in Entwicklungsländern vorherrschend sind und welche auf Cerealien und Hülsenfrüchten mit hohem Phytatgehalt basieren und vernachlässigbare Mengen tierischer Proteine enthalten. In vielen Gebieten der Welt wird der größte Anteil an Zink durch Cerealien zur Verfügung gestellt. In Cerealien befindet sich das meiste Zink in dem äußeren ballaststoffreichen Kern, daher bestimmt der Grad der Raffinierung den totalen Zinkgehalt.

Zink hat drei wichtige Aufgabengebiete im menschlichen Körper: katalystisch, strukturell und ordnend. Der biochemische Teil des Zinks spiegelt seine Beteiligung bei einer großem Anzahl an Enzymen wieder, und über 100 verschiedene Zink-Metalloenzyme sind bereits bestimmt worden. Wichtige strukturelle Aufgaben des Zinks sind in der Zinkfingerdomäne der Proteine aber auch in

Metalloenzymen. Zink wird auch bei der Proteinkinase benötigt, die am Prozess der Signalweiterleitung beteiligt ist, und es wird als Stimulator von Abwicklungsfaktoren benötigt, die für die Regulierung der Genexpression verantwortlich sind.

Die Anzeichen eines schwerwiegenden Zinkmangels bei Menschen sind Wachstumsverzögerungen, sexuelle Unreife sowie Unreife des Skeletts, neuropsychatrische Störungen, Dermatitis, Haarausfall, Durchfall, erhöhte Anfälligkeit für Infektionen und Appetitverlust. Viele dieser Eigenschaften repräsentieren im Großen und Ganzen die Abhängigkeit von Zink im Gewebe, das eine höhere Umsatzrate besitzt.

Zinkmangel bei Menschen ist jedoch selten. Dieser ist schwieriger zu diagnostizieren. Ferner ist es eine Herausforderung, ihn zu definieren, und das gegenwärtige Verständnis von Zinkmangel beruht zu großen Teilen auf den Reaktionen auf Zinkergänzungsmitteln. Es wurde berichtet, dass Zinkergänzungsmittel das Wachstum bei Kleinkindern und Kindern anregt und Krankheiten (Durchfall und Atemwegserkrankungen) bei Kindern reduziert. Bei Frauen wurde eine geringe Zinkkonzentration im Serum während der Schwangerschaft als maßgebliches Anzeichen eines geringen Geburtsgewichts befunden, und geringe Zinkeinnahme seitens der Mutter wurde bei armen städtischen Frauen mit einem fast doppelt so hohem Risiko eines geringen Geburtsgewichts und einem erhöhten Risiko von Frühgeburten in Zusammenhang gebracht.

## Kupfer

Etwa 50-75% des Kupfers in der Ernährung werden bei einer typischen Ernährung aufgenommen, das Meiste über die Darmschleimhaut. Die Menge an Kupfer in der Ernährung scheint der Primärfaktor der Beeinflussung der Aufnahme zu sein, wobei der Prozentsatz der Aufnahme sinkt wenn die Menge des konsumierten Kupfers steigt. Ein hoher Konsum von verschiedenen Nährstoffen kann ebenfalls die Bioverfügbarkeit von Kupfer beeinflussen. Darunter sind antagonistische Angriffe von Zink, Eisen, Molybdenum, Ascorbinsäure, Saccharose und Fructose. Arzneimittel und Medikamente wie Penicillamin und Thiomolybdaten beschränken Kupferansammlungen im Körper und übermäßiger Gebrauch von Antisäuremitteln kann die Kupferaufnahme einschränken. Während ein hoher Konsum von Schwefelaminosäuren die Aufnahme von Kupfer einschränken kann, wird die Kupferaufnahme durch eine proteinreiche Ernährung gefördert. Der Hauptregulator der Kupferausscheidung aus dem Körper ist indes die Gallenausscheidung. Das Meiste der Gallenausscheidung wird nicht wieder aufgenommen und über die Fäkalien ausgeschieden. Wenig Kupfer geht über den Urin, die Haut, die Nägel und die Haare verloren.

Der Körper eines gesunden 70kg schweren Erwachsenen besitzt etwas mehr als 0,1g Kupfer, wobei sich die höchsten Konzentrationen in der Leber, dem Gehirn, dem Herz, den Knochen, dem Haar und den Nägeln befinden. Über 25% des Kupfers im Körper sind in den Muskeln, welche einen Großteil des Körpergewebes ausmachen. Viel Kupfer im Körper ist funktionell.

Kupferspeicher ist jedoch für Neugeborene wichtig. Bei der Geburt ist die Leberkonzentration des Säuglings ungefähr fünf bis zehn Mal so hoch wie die eines Erwachsenen, und diese Speicher werden während der frühen Lebensjahre verbraucht, wenn die Kupferaufnahme aus der Milch gering ist.

Kupfer ist ein Bestandteil von mehreren Enzymen, Kofaktoren und Proteinen im Körper. Diese Enzyme und Proteine haben wichtige Funktionen in Abläufen, die grundlegend für die menschliche Gesundheit sind. Darunter ist der Kupferbedarf der korrekten Immunfunktion, des Nerven- und Herz-Kreislauf-Systems, der Gesundheit der Knochen, des Stoffwechseln von Eisen und der Bildung roter Blutzellen sowie der Regulierung von Expression der Mitochondrien und anderer Genexpression. Im Besonderen wirkt Kupfer als Zwischenprodukt von Elektronentransfer bei Redoxreaktionen und als Kofaktor in verschiedenen Kupfer enthaltenden Metalloenzymen. Neben einer direkten Funktion bei der Erhaltung der Aktivität von Cupro-Enzymen können Veränderungen des Kupferzustands indirekte Auswirkungen auf andere Enzymsysteme haben, die keinen Kupfer enthalten.

Anzeichen von Kupfermangel treten bei Menschen nur unter außergewöhnlichen Umständen auf. Kleinkinder sind anfälliger für offenkundige Symptome des Kupfermangels als andere Bevölkerungsgruppen. Unter den prädisponierenden Faktoren des Kupfermangels sind Frühentwicklung, geringes Geburtsgewicht und Unterernährung, besonders, wenn sie mit Zufüttern von beispielsweise Kuhmilch oder der Ernährung allein durch Stillen kombiniert werden.

Die häufigsten Symptome von Kupfermangel sind Anämie, Neutropenie und Knochenbrüche, wohingegen weniger häufige Symptome Hyperpigmentierung, gestörtes Wachstum, erhöhtes Infektionsvorkommen und Abnormalitäten des Glukose- und Cholesterinstoffwechsels von Elektrokardiogrammen sind. Diverse Versuche wurden gemacht, diese Symptome mit der Veränderung der Kupfer-Metalloenzyme und Nichtkupfer-Metalloenzyme, die auf Kupfer reagieren könnten, in Verbindung zu bringen, und die Stellung von Kupfer als Antioxidant im Kohlenhydratstoffwechsel, der Immunfunktion, Gesundheit der Knochen und Herz-Kreislauf-Mechanismen zu identifizieren.

Akute Kupfervergiftung ist bei Menschen selten und tritt normalerweise aufgrund Verunreinigung des Trinkwassers oder Getränken und aufgrund Stoffen in Lebensmitteln aus Kupferrohren oder Containern auf, oder aufgrund versehentlicher oder gewollter Nahrungsaufnahme von großen Mengen an Kupfersalzen. Unter den Symptomen sind Erbrechen, Durchfall, hämolytische Anämie, Nieren- und Leberschäden, manchmal (bei etwa 100 Gramm oder mehr) gefolgt von Koma und Tod. Symptome von chronischer Kupfervergiftung treten auf, wenn die Kapazität für die schützende Kupferbindung in der Leber überschritten wird. Diese Symptome beinhalten Hepatitis, Leberzirrhose und Gelbsucht.

Obwohl Kupfer nach Eisen und Zink das dritthäufigste Spurenelement im Körper ist, sind genaue Ernährungsbedürfnisse von Kupfer wegen der Schwierigkeit, den Kupferstand einzuschätzen, immer noch Vermutungen unterworfen. Momentane Schätzungen suggerieren, dass der Bedarf an Kupfer bei dem

Großteil der Erwachsenen unter 1,5mg Kupfer/ Tag liegt, während die meisten Menschen auf lange Sicht 3mg Kupfer/ Tag und für kurze Zeit (über mehrere Monate hinweg) 8-10mg Kupfer/ Tag tolerieren können.

## Selen

Die Verfügbarkeit von Selen in Wasser (hauptsächlich anorganische Selene) und Ergänzungsmitteln ist geringer als die in Nahrungsmittel. Die gesamte Verfügbarkeit von Selen durch die Ernährung hängt von einer Reihe von Faktoren ab, darunter der Selenstand, Lipidkomposition und Metalle. Selen tritt über Pflanzen in die Nahrungskette, welche im Allgemeinen die Konzentration des Elements in Boden, auf welchem die Pflanzen gewachsen sind, widerspiegeln. Bei Pflanzen hängt die Aufnahme von Selen jedoch nicht nur vom Selengehalt des Bodens ab, sondern auch von ph-Wert, Mikrobentätigkeit, Regenfälle und der chemischen Form des Selens.

Paranüsse enthalten eine hohe Selenkonzentration. Dennoch ist die Selenkonzentration bei Cerealien und Grundnahrungsmitteln viel geringer, aber der Gehalt und die Verfügbarkeit von Selen in Weizen machen ihn aufgrund der hohen Quantität des konsumierten Weizens in Form von Brot und anderen Brotprodukten zu einem Hauptspender des gesamten Selens. Fisch, Krustentiere und Innereien (Leber, Niere) sind reiche Selenquellen, gefolgt von Fleisch und Eiern. Tierische Quellen haben hingegen eine geringere Bioverfügbarkeit von Selen als pflanzliche Quellen.

Aufnahme von Selen in Nahrungsmitteln findet hauptsächlich im Dünndarm statt, wo etwa 50-80% absorbiert werden. Organische Formen von Selen werden leichter aufgenommen als anorganische Formen, und Selenzusammensetzungen von Pflanzen haben im Allgemeinen eine höhere Bioverfügbarkeit als solche von Tieren, und besonders von Fischen. Im Allgemeinen enthalten pflanzliche Nahrungsmittel einen größeren Anteil an organische Selenzusammensetzungen als tierische Nahrungsmittel, wobei Selen in einer Vielzahl von Formen auftritt.

Anorganische Formen von Selen werden passiv über die Membran der Mikrovilli des Dünndarms hinweg transportiert, wohingegen organische Formen aktiv transportiert werden. Wenn Selen den Blutstrom erreicht, wird es zur Ablagerung in verschiedenen Organen hauptsächlich an Protein gebunden transportiert. Die Leber und die Niere sind die wichtigsten Zielorgane wenn der Selengehalt hoch ist. Bei geringerer Selenaufnahme wird der Selengehalt der Leber verringert. Herz- und Muskelgewebe sind weitere Zielorgane, letzteres aufgrund seiner großen Masse, welche den größten Selenanteil im Körper ausmacht. Der Gesamtgehalt an Selen kann zwischen 3 bis 15mg schwanken, je nach Nahrungsaufnahme. Die Hauptausscheidungswege von Selen sind im Urin, in den Fäkalien und im Atem. Anders als Kupfer und im Besonderen Eisen, welche beide ineffiziente Ausscheidungsmechanismen haben, wird Selen schnell über den Urin ausgeschieden.

Es gibt eine feine Grenze zwischen nützlicher und schädlicher Selenaufnahme. Die Dosis, die benötigt wird, um chronische Selenose bei Erwachsenen zu verursachen, ist nicht genau bestimmt, aber die Schwelle zur Vergiftung scheint bei etwa 850-900mg/ Tag zu liegen. Symptome von chronischer Selenvergiftung umfassen brüchige Haare und Nägel, Hautläsionen und Knoblauchgeruch im Atem, welcher vom Zerfall von Di-Methyl-Selenid kommt. Methylierung im Körper ist wichtig für die Entgiftung des Elements.

## Jod

Jod macht etwa 0,00004% des menschlichen Körpergewichts aus. Es befindet sich mit der höchsten Konzentration in der Schilddrüse, den Muskeln und verschiedenen endokrinen Gewebearten. Die vorrangige Funktion von Jod im Körper ist als Bestandteil der Hormone Thyroxin und Trijodthyronin, von denen beide von der Schilddrüse abgegeben werden und das Wachstum, die Entwicklung und das Tempo des Stoffwechsels im Körper beeinflussen. Jodmangel ist der primäre Grund einfacher Kropfbildung und wurde nachfolgend mit Cretinismus in Zusammenhang gebracht.

Jod, als Bestandteil von Thyroxin, spielt eine wichtige Rolle in der effizienten Umwandlung von Betakarotin in Vitamin A, mit einem anschließenden Anstieg in der Wirkungskraft der Proteinsynthese und Cholesterinaufnahme.

Jod wird leicht aus Nahrungsstoffen aufgenommen (fast 100%) und wird über den Urin ausgeschieden. Jod wird bei der Aufnahme in den Blutstrom in der Schilddrüse konzentriert durch ein aktives Transportsystem, welches „Jodpumpe" genannt wird. In der Schilddrüse wird Jod durch das Enzym Jodperoxidase zu Jodid oxidiert. In dieser Form wird Jod in Tyrosinablagerungen des

Proteins Thyroglobulin eingegliedert, woraufhin es die aktiven Hormone Thyroxin und Trijodthyronin bildet.

Niedrige Thyroxin- und Trijodthyroninspiegel im Körper werden durch den Hypothalamus „wahrgenommen" und stimulieren die Ausschüttung von dem Freisetzungshormon Thyreoliberin (TRH) durch den Hypothalamus. TRH regen die Hirnanhangsdrüse dazu an, das stimulierende Hormon Thyreotropin (TSH) abzugeben, welches die Prozesse anregt, die Thyroxin und Trijodthyronin aus dem Protein Thyroglobulin synthetisieren. Hohe Thyroxin- und Trijodthyroninspiegel rufen verminderte TRH-Produktion hervor, was die Produktion von Thyroxin und Trijodthyronin verlangsamt.

Thyroxin und Trijodthyronin treten mittels passiver Diffusion in die Gewebezellen des Körpers. Erhöhter Konsum von Adenosintriphosphat (ATP) ruft einen erhöhten Sauerstoffkonsum hervor und einen Stoffwechsel von Glukose, Lipiden und Aminosäuren, der geeigneter ist. Dann wird der gesamte Grundumsatz des Körpers gesteigert. Hohe Thyroxin- und Trijodthyroninspiegel können eine Steigerung der Zahl und Größe von Mitochondrien hervorrufen, mit einer möglichen Hemmung von oxidativer Phosphorylierung. Dies kann zu einer Steigerung der gesamten Körperwärme führen.

Goitrogene, natürliche Inhibitoren der Schilddrüse, können die Kropfentwicklung fördern, eine Störung, die sich durch eine Vergrößerung der Schilddrüse in der Halsregion auszeichnet. Goitrogene befinden sich in Kohl, Rüben, Traubenkernen, Senf, Erdnüssen, Blumenkohl und Sojabohnen sowie anderen

Nahrungsquellen. Kochen ist eine angemessene Art, diese Zusammensetzungen zu inaktivieren.

Jod wird bei der temporären Behandlung von Hyperthyreose (Schilddrüsenüberfunktion) eingesetzt. Hyperthyreose ist eine Störung, bei der die Schilddrüse überaktiv ist, was zu einem erhöhten Proteinstoffwechsel, Kalziumungleichgewicht, Glukoseintoleranz und einem allgemein erhöhten Stoffwechsel führt. Serumcholesterin- und Triglycerinspiegel werden herabgesetzt, und es kann vorkommen, dass sich Patienten über Transpiration und Hitzeunverträglichkeit beklagen. Jodergänzungsmittel steigern die Speicherung des Schilddrüsenhormons Thyroxin, indem es seine Ausschüttung verhindert. Jodergänzungsmittel können zur Vorbeugung und zur Behandlung einfacher Kropfe, einer Störung infolge ernährungsbedingten Jodmangels, eingesetzt werden.

Unzureichende Jodeinnahme kann zu Kropfbildung führen, und das geschieht recht häufig. Diese Kondition zeichnet sich durch die Anschwellung der Schilddrüse in der Halsregion aus. Diese Schwellung ist Folge einer gesteigerten Wucherung der Epithelzellen in der Schilddrüse, um den niedrigen Stand der Schilddrüsenhormone im Körper auszugleichen. Symptome von Kropfbildung beinhalten eine Verdichtung der Luftröhre (was zu einer heiseren Stimme führt), chronischem Husten, Schwierigkeiten beim Schlucken und Verstopfung der Nasenhöhle.

Schwerer Jodmangel bei schwangeren Frauen kann zu Kretinismus des Nachwuchses führen, einer Störung, bei welcher das Kind unter gehemmten Wachstum oder Zwergenwuchs, angeschwollenen

Gesichtszügen und variierenden Graden mentaler Verzögerung leidet.

Erwachsene, die unter einer chirurgisch geschädigten Schilddrüse leiden, können Myxödeme entwickeln, eine Störung, deren Symptome sehr denen des Kretinismus ähneln. Unter den Symptomen sind verringerte Körpertemperatur und Pulsfrequenz, Lethargie von Stoffwechsel und mentalen Prozessen und eine Aufblähung von Haut und Gewebe.

Übermäßige Jodaufnahme durch Ernährung nimmt zu und ist bei vielen Ernährungswissenschaftlern Grund zur Besorgnis. Dieses Ansteigen ist zurückzuführen auf: Jod in jodiertem Salz, wie es in vielen Lebensmitteln vorkommt – besonders in abgepackten Lebensmitteln und Fast Food sowie Jod in Nahrungsergänzungsmitteln, wenn der Einnehmende die doppelte oder dreifache Dosis einnimmt und denkt, dass wenn ein bisschen hilft, viel dann erst recht helfen wird (in diesem Fall gefährlich). Jod wird als Desinfektionsmittel dem Grundwasser zugefügt. Jod wird dem Vieh zugefüttert, Jodbestandteile werden zur Entfernung von Keimen in Milchprodukten eingesetzt, Jod wird als Teigverbesserer in Bäckereien eingesetzt. Eine Menge von mehr als 500% des RDA wird als gefährlich eingeschätzt und führt zu einer erheblichen Steigerung der oben genannten Probleme.

Übermäßiger Jodkonsum kann einen Jodkropf zur Folge haben. Diese Art von Kropf wird durch eine Vergrößerung der Schilddrüse ausgezeichnet und kann fälschlicherweise als Kropf diagnostiziert werden, der sich aufgrund einer unzureichenden Jodzufuhr bildet.

Dies ist in Hokkaido, eine Insel in Nordjapan, weit verbreitet, wo die Ernährungszufuhr von jodreichem Seegras und Seetang weit über den Richtlinien des RDA liegen. Nachforschungen weisen darauf hin, dass zu viel Jod anfänglich akneähnliche Hautläsionen hervorrufen oder bereits bestehende Akne verschlimmern kann sowie zur Hemmung der Synthese der Schilddrüsenhormone führen kann, wobei die Folgen bei Patienten mit Schilddrüsenüberfunktion am ausgeprägtesten sind.

Der Jodbedarf bei Säuglingen und Kindern schwankt zwischen 40 und 150mg Jod/ Tag. Der Bedarf bei Erwachsenen wird auf 150mg/ Tag geschätzt, bei schwangeren und stillenden Frauen steigt auf er 175 bis 200mg/ Tag.

Unter normalen Bedingungen kommen etwa 90% der Jodaufnahme durch Nahrungsmittel, wobei 10% vom Wasser stammen. Die Konzentration von Jod in den meisten Speisen ist gering und spiegelt im Allgemeinen den Jodspiegel in Boden, Wasser und Dünger, die beim Anbau von Pflanzen eingesetzt werden, wider. In den meisten Ländern werden andere Quellen wie jodiertes Salz oder jodierte Nahrungsmittel benötigt. Meeresfrüchte und Seegras konzentrieren Jod aus Meereswasser und sind besonders reiche Quellen.

*Mangan*

Der Körper eines erwachsenen Menschen besitzt etwa 10 bis 20 Milligramm Mangan. Bis zu 25% der gesamten Depots von Mangan im Körper befinden sich im Skelett und können bei Stoffwechselverläufen schwer zugänglich sein. Andere Gebiete im Körper mit relativ hoher Mangankonzentration sind die Bauchspeicheldrüse, Knochen, Leber und die Nieren. Die Hauptquellen von Mangan befinden sich in Cerealien, Schwarzbrot, Nüssen, Ingwer und Tee. Produkte tierischen Ursprungs wie Eier, Milch, Fisch, Geflügel und rotes Fleisch enthalten geringe Mengen von Mangan.

Mangan agiert als Katalysator und Kofaktor in vielen ezymatischen Prozessen, die bei der Synthese von Fettsäuren und Cholesterin beteiligt sind. Zum Beispiel ist Mangan ein wichtiger Kofaktor bei den Enzymen, die für die Synthese von Mucopolysacchariden wichtig sind. Es ist auch ein bedeutender Kofaktor bei Enzymen, die in den Mitochondrien wirken und in der Synthese von Glycoproteinen, die die Körperzellen beschichten und gegen angreifende Viren schützen.

Mucopolysaccharide sind entscheidende Bestandteile sowohl in der Skelett- als auch in der Knorpelstruktur. Wegen seiner Stellung bei der Synthese von Mucopolysacchariden ist Mangan bei der Entwicklung von Skelett- und Bindegewebe wichtig.

Viele der Stoffwechselfunktionen, in denen Mangan ein wichtiger Kofaktor ist, können wahlweise Magnesium und Mangan benutzen.

Mangan wird mit etwa 4%iger Effizienz vom Darm aufgenommen sowie ins Blut transportiert mittels des Proteins Transmangan. Die Regulierung des Manganspiegels im Körper wird hauptsächlich durch variable Ausscheidung und nicht durch Aufnahme kontrolliert. Es ist grundlegend für die enzymatische Verbindung von Xylose und

Galaktose in Glykoproteinen. Diese Glykoproteine sind die natürlichen Sperren der Zellen für angreifende Viren und bedecken jede Zelle des menschlichen Körpers. Glykoproteine machen auch den Großteil aller sekretorischen Proteine aus.

Mangan und Magnesium werden abwechselnd in vielen Enzymen als Kofaktor verwendet. Aminopeptidasen, welche die Proteinstruktur aufspalten, werden von den Schleimzellen des Darms zu Verdauungszwecken abgesondert und machen entweder von Magnesium oder Mangan als Kofaktorelement ihrer Struktur Gebrauch.

Mangan ist ein wichtiger Bestandteil aktivierter Arginase, eines Enzyms, welches sich in der Leber befindet, und die Umwandlung von Arignin in Harnstoff steuert. Es ist ein Bestandteil des Enzyms Pyruvatcarboxylase, die einen wichtigen Stellenwert bei der Glukoneogenese hat: Die Umwandlung von verschiedenen Nicht-Kohlenhydrat-Substanzen in Glukose zu nachfolgendem Gebrauch. Es ist auch beim Transfer von Phosphatgruppen mit hoher Energie durch Phosphotransferase-Enzyme beteiligt. Diese Enzyme befinden sich in verschiedenen Stoffwechselbahnen, darunter verschiedenen Schritten der Glykolyse. Mangan neigt dazu, das Enzymn des Lipidstoffwechsels Lipoproteinlipase zu aktivieren, welches sonst auch „Abbaufaktor" genannt wird.

Hoher Konsum von Kalzium, Phytat und Phosphor behindern die Aufnahme von Mangan im Darm. Mangan wird hauptsächlich über Fäkalien ausgeschieden, und obwohl auch Spuren von Mangan im

Urin gefunden wurden, ist es von geringer Bedeutung und wird nicht als sensibel auf Manganaufnahme durch die Ernährung eingestuft.

Mangan wurde aufgrund seiner Rolle bei der Bildung von Bindegewebe dazu verwendet, die Vorbeugung und Linderung der Symptome von Arthritiskonditionen zu unterstützen, welche durch unpassende oder falsche Bindegewebssynthese verursacht wurden, und es wurde auch bei der Kontrolle von Diabetes Mellitus bei einigen Patienten als nützlich erachtet. Manganergänzungsstoff kann in manchen Fällen zu einer Gesamtabnahme des Blutzuckerspiegels führen, begleitet von einer Steigerung der Glykogenspeicherung in der Leber. Manganergänzungsstoffe werden bei der Behandlung unterschiedlicher schizophrener Störungen verwendet. Mangan- und Zinkergänzungsstoffe werden dazu verwendet, Kupferausscheidung bei Patienten einzuleiten, die eine gefährlich hohe Kupferansammlung im Körper haben.

Mangan scheint wichtig zu sein für die Enzymaktivität von Glykosyltransferasen, die eine wesentliche Rolle bei der Synthese von Mucopolysacchariden spielen. Beeinträchtige Aktivität dieser Enzyme aufgrund Manganmangels kann abnormale Knorpelbildung zur Folge haben. Beeinträchtigte Synthese von Mucopolysacchariden haben zur Folge:

- Abnormalitäten des Skeletts.

- Mangelhafte Koordination der Muskeln.

- Geminderte Glukosetoleranz und Verwaltung der Blutzuckerspiegel.

- Gestörter Lipidstoffwechsel.

- Beeinträchtige Produktion von Glykoproteinen, welche die Beschichtungen sind, die jede Körperzelle beschützen.

- Erhöhte Krebsanfälligkeit.

- Beeinträchtigte Produktion von Bindegewebe.

Bei Menschen wurde Manganmangel noch nicht eindeutig nachgewiesen, dass dieser mit bestimmten Symptomen zusammenhängt. Studien an Tieren haben gezeigt, dass Manganmangel bei Tieren Abnormalitäten des Skeletts und fehlerhafte Muskelkoordination des Nachwuchses zur Folge haben kann. Diese Abnormalität wird mit der beeinträchtigten Synthese von Mucopolysacchariden in Verbindung gebracht, welche das gallertartige Material, das für die Knochen- und Gewebsbildung erforderlich ist, ersetzen. Eine Fehlfunktion der Fortpflanzung, geminderte Glukosetoleranz und Störungen des Lipistoffwechsels können jedoch Personen betreffen, die unter Mangel leiden. Diese Störung der Abnormalität des Skelettes wird häufig von fehlerhafter Koordination der Muskeln begleitet, welche durch eine abnormale Entwicklung von Otolithen verursacht wird. Ortolithe sind verkalkte Strukturen des Innenohrs, welche für die Erhaltung koordinierter Reflexe und dem Gleichgewicht verantwortlich sind. Diese Störung scheint erneut eine Folge von fehlerhafter Synthese von Mucopolysacchariden zu sein.

Aufnahme großer Mengen Mangans über die Nahrung kann zu erhöhten Mangankonzentrationen in der Leber führen, aber es entstehen insgesamt keine Krankheitsfolgen.

Aufnahme von großen Mengen an Kaliumpermangan über die Nahrung kann zu akuter Vergiftung führen mit Symptomen wie Schäden der Kapillargefäße, Gelbsucht und Gewebsschäden der Magenschleimhaut des Darms. Übermäßige Inhalation von Manganstaub hat zu Manganvergiftungen geführt mit Symptomen wie ungewolltes Lachen, Impotenz, unklare Aussprache, maskenähnliche Gesichtsausdrücke, Zittern der Hände und einem spastischen Gang. Diese Vergiftungen wurden als erstes bei Grubenarbeitern von Manganerzwerken beobachtet und dokumentiert.


### *Molybdän*

Molybdän ist ein wichtiger Bestandteil zweier Enzyme, die bei Menschen gefunden werden: Xanthinoxidase, welche bei der Bildung von Harnsäure beteiligt ist, und Aldehydoxidase, welche die chemische Oxidation von Aldehyden katalysiert. Es wird leicht aus der Nahrung aufgenommen (40-100%) und ist in Zellen weit verbreitet. Molybdän ist hauptsächlich in der Leber, den Nieren, Knochen und der Haut konzentriert. Es wird geschätzt, dass sich annähernd neun Milligramm Molybdän im Körper eines Erwachsenen befinden.

Molybdän ist ein Antagonist bei der Aufnahme von Kupfer, wie Kupfer bei der Aufnahme von Molybdän. Übermäßige Molybdänaufnahme kann Kupfermangel mit den daraus folgenden Symptomen hervorrufen. Der Hauptausscheidungsweg von Molybdän nach der Nahrungsaufnahme ist der Urin, wobei erhebliche Mengen auch durch Galle im Stuhl ausgeschieden werden.

Molybdän ist ein wichtiger Bestandteil von Aldehydoxidase und Xanthinoxidase. Aldehydoxidase katalysiert die Oxidation einer funktionellen Gruppe von Aldehyden zu der entsprechenden Carboxylsäure. Xanthinoxidase katalysiert die Oxidation von Xanthin zu Harnsäure für die Ausscheidung. Xanthin ist ein Produkt, welches in der chemischen Zersetzung von Purinnucleotiden gebildet wird, die in DNA und RNA vorkommen.

Molybdän neigt in Anwesenheit von anorganischem Sulfat dazu, die Kupferaufnahme und –erhaltung zu reduzieren. Mehrere Theorien darüber, wieso diese antagonistische Beziehung auftritt, wurden bereits geäußert.

Es gibt Belege dafür, dass Kupfer und Molybdän einen unlöslichen Komplex bilden, der Lingrenit genannt wird, welcher nicht leicht aufgenommen werden kann. Andere Theorien stützen die angenommene Behinderung der Synthese von Ceruplasma: Ceruplasma ist ein Protein, das für den Kupfertransport ins Blut notwendig ist.

Molybdän trägt möglicherweise zu vermindertem Auftreten von Zahnkaries, einem verminderten Auftreten von Krebs und einer

Ausrichtung weiblicher Hormone zur Kontrolle des prämenstrualen Syndroms bei.

Molybdänmangel sind bei Menschen nicht eindeutig mit einer bestimmten Gruppe von Symptomen in Verbindung gebracht worden. Jedoch weist eine Quelle darauf hin, dass ein hohes Vorkommen von Speiseröhrenkrebs die Folge von niedriger Molybdäneinnahme sein kann.

Bei Tierversuchen, in denen große Mengen des Molybdänantagonisten Wolfram verfüttert wurden, waren die beobachteten Mangelerscheinungen niedriger Nahrungskonsum und geringes Wachstum, beeinträchtigte Fortpflanzung und erhöhte Kupferkonzentration in Leber und Gehirn.

Symptome der Molybdänvergiftung beinhalten Durchfall, verringerte Wachstumsrate und Anämie. Gichtartige Symptome können Folgen übermäßiger Einnahme sein. Hohe Molybdänzufuhr kann eine hohe Ausscheidungsrate von Kupfer hervorrufen (aufgrund der antagonistischen Auswirkungen, die die beiden Minerale auf sich haben), welche möglicherweise Kupfermangel zur Folge haben könnte.

Eine hohe Molybdänzufuhr kann die Aktivität alkalischer Phosphatase ändern, was gewisse Abnormalitäten der Knochen zur Folge hat. Alkalische Phosphatase löst enzymatisch Phosphatgruppen aus dem Molekül Glukose-1-Phosphat, wobei es große Mengen von anorganischem Phosphat produziert. Phosphat ist notwendig, um Hydroxyapatit-Kristalle im Knochen herzustellen.

## Fluorid

Fluorid ist in Gewebe wie Cementum, Knochen, Dentin und Zahnschmelz am konzentriertesten. Fluorid ist die ionische Form von Fluorin und ist bei dem Schutz der Knochen und des Zahnschmelzes vor Verlust von Mineralbestandteilen behilflich.

Fluoridiertes Wasser ist die wichtigste Fluoridquelle für den Menschen, und es wurde nachgewiesen, dass er das Auftreten von Zahnkaries Hilfe verringert. Übermäßige Fluoridbehandlungen der Zähne bewirken eine Folge, die marmorierter Zahnschmelz genannt wird und sich durch verfärbten Zahnschmelz auszeichnet.

Von extrem hoher Fluoridzufuhr ist bekannt, dass sie im Tod enden kann. Nicht beweiskräftige Belege haben Fluorid mit Erscheinungen in Verbindung gebracht wie erhöhte Eisenaufnahme und erhöhter Geschwindigkeit von Wundheilung.

Von Fluorid wird angenommen, dass es die Ausscheidung von Hydroxyapatit-Kristallen in Kalzium- und Phosphatlösungen (z.B. Blut) erhöht und daher dazu neigt, der Demineralisierung von Knochen und Zähnen vorzubeugen. Ferner wird angenommen, dass Fluorid in die Hydroxyapatit-Kristalle integriert wird und so größere und schlechter lösliche Kristalle bildet.

Da diese Kristalle schlechter löslich und weniger reaktionsfreudig sind, kann eine Auflösung der Zahnstruktur durch säurehaltige Nebenprodukte des Stoffwechsels von Mikroorganismen nicht so leicht auftreten.

Die Wirkung von Fluorid auf Hydroxyapatit-Kristalle in Knochen und Zähnen machen es zu einer möglichen Hilfe bei der Vorbeugung von Zahnkaries und verschiedenen Demineralisierungsstörungen der Knochen wie Osteoporose, Osteomalazie und Zahnbetterkrankungen.

Plasmafluoridspiegel bleiben selbst in Zeiten geringen Fluoridkonsums relativ konstant aufgrund der Verfügbarkeit von Fluorid aus den Knochen. Die Fluoridaufnahme ist sehr effizient und tritt hauptsächlich im Magen auf.

Fluoridbehandlungen für die Zähne sind am wirksamsten, wenn das Fluorid direkt in Kontakt mit den Zähnen kommt, wie es bei fluoridiertem Wasser und fluoridierter Zahnpasta der Fall ist.

Die Fluoridzufuhr während des ganzen Lebens wird als nützlich bei der Minderung des Vorkommens von Altersosteoporose erachtet. Hohe Mengen an Fluoridzufuhr werden therapeutisch bei der Behandlung von Osteoporose eingesetzt.

Fluoridkonzentrationen in Wasser von eins zu einer Million haben eine Abnahme des Vorkommens von Zahnkaries von bis zu 70% zur Folge sowie großen Rückgang bei dem Auftreten von Zahnbetterkrankungen. Obwohl es noch nicht eindeutig bewiesen wurde, kann Fluorid die Wundheilungsrate sowie die Eisenaufnahme erhöhen.

Wenn man zu wenig Fluorid ausgesetzt ist oder die Nahrungsaufnahme von Fluorid mengenmäßig unangemessen ist, wird der Mensch einem erhöhten Risiko von Zahnkaries und vermehrtem Auftreten von Osteoporose ausgesetzt sowie insgesamt brüchigeren Knochen und einer weniger stabilen Zahnstruktur. Geringer Fluoridkonsum wird mit einem vermehrten Auftreten von Verkalkungen der Bauchschlagader in Zusammenhang gebracht.

Da Fluorid die Löslichkeit der Minerale wie Kalzium in den Knochen hemmt, hat geringe Fluoridzufuhr auch ein größeres Auftreten von Knochenresorption des Kiefers zur Folge, welches als Zahnbetterkrankung bekannt ist.

Fluorid ist wie andere Spurenelemente giftig, wenn es in Mengen konsumiert wird, die den Konsum, wie er bei einer normalen Ernährung auftritt, weit übersteigt. Ein Teil Fluorid pro Million (oder ein Milligramm pro Liter Wasser) wird fluoridierter Wasserversorgung hinzugefügt. Die vorrangigen negativen Auswirkungen, die mit chronischem übermäßigem Fluoridkonsum zusammenhängen, sind Zahn- und Knochenfluorose. Konzentrationen von 8 zu 20 Teilen pro Million können Osteosklerose zur Folge haben. Bei einer Konzentration, die den täglich erlaubten Wert um ein 2500-faches übersteigt, kann der Tod eintreten.

Akute Fluoridvergiftung ist sehr selten, weniger als 500 Fälle wurden bis 1970 registriert. Marmorierter Zahnschmelz tritt in einigen Gebieten auf, in denen übermäßig Fluorid zum Wasservorrat hinzugefügt wird, aber das Problem ist nur ästhetischer Natur. Anhaltende Fluoridaussetzung (mehr als 20 Milligramm pro Tag über mehr als 20 Jahre) kann zu verkrüppelter Skelettfluorose führen, aber das ist extrem selten. Unter Versuchskonditionen wurden hohe Fluoridspiegel mit erhöhter Kalziumspeicherung und Störung der

Collagenbildung mit möglicher Beeinträchtigung des normalen Wachstums in Verbindung gebracht.

# Anhang V: Sport und Bewegung

## Sie und Bewegung

Wenn Sie Ihr Körperfett reduzieren wollen, sollten Sie sich eher darauf konzentrieren, sich mehr zu bewegen als Ihre Nahrungszufuhr zu verringern. Bewegung wird Ihnen nicht nur helfen, abzunehmen, sondern es wird auch Ihre anderen Lebensbereiche fördern. Mit einem guten Trainingsplan werden Sie auch feststellen, dass Sie sich nicht mehr ständig matt fühlen, aufmerksamer sind, und Sie werden mit sich zufriedener sein. Eine kürzlich erfolgte nationale Studie wurde über zwei Gruppen von Männern durchgeführt, die sehr viel sitzen, die eine Gruppe in ihren 20ern und die andere über 65 Jahre. Aus diesen gesammelten Angaben konnte man viel lernen und es ist interessant festzustellen, dass es eine enge Beziehung zwischen dem Mangel an körperlicher Aktivität und Fett gab. Unüberraschenderweise besaßen die meisten viel sitzenden Männer das meiste Körperfett.

Spezialisten empfehlen nun, dass Menschen, die abnehmen wollen, anfangen sollten, ihre körperliche Aktivität zu steigern anstatt nur herumzusitzen. Allein gesteigerte allgemeine Aktivitäten (wie Treppensteigen anstatt den Aufzug zu benutzen, sich zu bewegen anstatt stillzusitzen, sich hinzusetzen statt sich hinzulegen ebenso wie etwas Begeisterung und Enthusiasmus statt Langeweile an den Tag zu legen) sind Dinge, die Kalorien erfolgreicher verbrennen und Körperfett reduzieren. Jeder scheint den Wert des Aktivseins aus den Augen verloren zu haben. Was Leute nicht wissenm ist, dass ein halbstündiges Aerobictraining weitaus weniger Energieverbrauch ausmacht als unsere ständige Bewegung im Büro oder zu Hause.

Millionen Amerikaner versuchen abzunehmen und geben dabei schätzungsweise $30 Billionen im Jahr für Diätprogramme und Produkte aus. Oft nehmen sie ein bisschen ab. Aber wenn man die gleichen Leute nach fünf Jahren noch einmal kontrolliert, wird man feststellen, dass fast alle das verlorene Gewicht wieder zugelegt haben. Ein nationales Gremium hat vor kurzem nach Angaben gesucht, um bestimmen zu können, ob irgendein kommerzielles Diätprogramm je Langzeiterfolge aufweisen kann. Kein einziges Programm konnte das. Ernsthaft übergewichtig zu sein und im Besonderen Fettleibigkeit prädestinieren Personen zu einer Reihe von Krankheiten und ernsthaften Gesundheitsproblemen, und es ist eine bekannte Tatsache, dass der Überschuss übertriebener Kalorienzufuhr häufig gesättigtes Fett ist.

Menschen, die einer Diät ohne häufiger Bewegung folgen, nehmen mit der Zeit zu. Obwohl Ihr Gewicht während einer Diät anfangs abnehmen kann, beruht solch ein Gewichtsverlust hauptsächlich auf Wasser und Muskelmasse. Wenn Sie dieses Gewicht wieder zunehmen, nehmen Sie es als Fett zu. Um zu vermeiden, mit der Zeit zuzunehmen, sollten Sie Ihren Stoffwechsel erhöhen, indem Sie sich regelmäßig bewegen.

Laufen ist eine der besten und einfachsten Übungen um die Knochen zu stärken, das Gewicht zu kontrollieren, die Beinmuskeln zu formen, eine gute Haltung zu bewahren und ein positives

Selbstkonzept zu erhalten. Um abzunehmen ist es wichtiger, lang als schnell zu laufen. Mit gemäßigtem Tempo zu laufen führt zu längeren Trainingseinheiten mit weniger Muskelkater – was regelmäßig mehr Kilometer und mehr abgearbeitetes Fett zur Folge hat.

Es wurde festgestellt, dass Kalorien verbrennende Bewegung für schnelleres Abnehmen wichtig ist. Jede körperliche Betätigung verbrennt Kalorien, da sie Bewegungen beinhaltet und Energie für jede gemachte Bewegung benötigt wird. Verschiedene körperliche Betätigungen haben unterschiedliches Potenzial, Kalorien zu verbrennen, aber die Kalorienanzahl kann bei derselben Betätigung gesteigert werden. Die Fähigkeit einer Betätigung, Kalorien zu verbrennen, hängt ab von der Geschwindigkeit und/ oder der Kraft, unter welchen die Betätigung ausgeübt wird.

Dies zeigt, dass das Potenzial einer Betätigung, Kalorien zu verbrennen, gesteigert werden kann abhängend von der Motivation des einzelnen, die Betätigung zu absolvieren. Um diese Aussage zu erklären ist es einfacher, ein Beispiel zu betrachten.

Stellen Sie sich vor, Sie wollen sich beeilen, noch vor Ladenschluss in einem Geschäft anzukommen. Der Wunsch zu rennen wird klein sein, da er nicht besonders wichtig ist, denn wenn Sie es am Ende nicht schaffen, im Geschäft anzukommen, können Sie immer noch an einem anderen Tag gehen. Da der Stellenwert geringer ist, wird die Kalorieanzahl weitaus weniger sein im Vergleich zu der eines Sprints, den Sie laufen müssen, um einer gefährlichen Situation zu entkommen. Ein intensiver Arbeitsaufwand liefert die gewünschte

Wirkung – schnelle Beinbewegungen, alles bis zum Grad der Motivation einer Person. Wenn die Wichtigkeit hoch ist, ist es einfacher, die Kalorienanzahl für jene Betätigung zu steigern, vorausgesetzt, die Person leistet den erforderlichen Arbeitsaufwand.

Der wahrnehmbare Arbeitsaufwand der Betätigung ist gering = die Motivation ist gering = der Kalorienverbrauch ist geringer

Der wahrnehmbare Arbeitsaufwand ist groß = die Motivation ist größer = der Kalorienverbrauch ist hoch

Aber es sollte bemerkt werden, dass niemand auf einmal anfangen sollte, wie ein wildes Tier zu trainieren. In den Anfangsphasen sollte das Training leichter sein um eine größere Fettverbrennung zu ermöglichen und nicht nur Kalorienverbrauch. Personen, die beabsichtigen, mit dem Training anzufangen, sollten die folgenden Punkte nicht außer Acht lassen:

- Gehen Sie umsichtig vor. Jeder, der ein Training beginnt, sollte langsam anfangen. Ermöglichen Sie, sich an die Belastung der körperlichen Arbeit zu gewöhnen. Während sich Ihr Körper anpasst, können Sie die Dauer und Intensität des Trainingsablaufs steigern. Wenn Sie sich in irgendeiner Weise unwohl fühlen, hören Sie auf zu trainieren und suchen Sie einen Arzt auf.

- Ziehen Sie sich bequeme, lockere Kleidung an. Tragen Sie geeignetes Schuhwerk. Berücksichtigen Sie das Wetter. Wenn Temperatur und Luftfeuchtigkeit extrem sind, entweder zu hoch oder zu niedrig, kann körperliche Betätigung gefährlich sein.

- Fangen Sie mit dem Aufwärmen an. Dehnen Sie langsam die Muskeln, um Verletzungen während des eigentlichen Trainings vorzubeugen. Steigern Sie Ihre Atmung, Zirkulation und Körpertemperatur, indem Sie mit Übungen anfangen, die keine große Wirkung haben. Das Aufwärmen sollte etwa drei bis fünf Minuten betragen.

- Beginnen Sie die eigentliche Trainingsphase mit gemäßigter Intensität. Die Dauer wird die Fitness der Herz-Kreislauf-Systems verbessern. Verausgaben Sie sich nicht. Wenn Sie regelmäßig trainieren, werden Sie die Dauer verlängern und die Intensität steigern können. Während des Trainings sollten Sie spüren, dass Ihr Herz schneller schlägt. Sie sollten schneller und tiefer atmen, aber trotzdem noch dazu in der Lage sein, sich unterhalten zu können. Sie sollten anfangen zu schwitzen. Dies sind Methoden, mit welchen Ihr System auf die Herausforderungen der Betätigung antwortet.

- Hören Sie mit einer Abwärmphase auf. Verbringen Sie ein paar Minuten damit, langsam zu gehen, um sich Ihren Körper nach und nach beruhigen zu lassen. Genau wie Sie den Beginn des Trainings langsam angehen mussten, müssen Sie langsam anfangen, sich zu erholen.

- Planen Sie Ihr nächstes Training ein. Verpflichten Sie sich dazu. Damit ein Training wirklich erfolgreich ist, muss es ein regelmäßiger Teil Ihres Tagesablaufs werden. Herz-Kreislauf-Fitness muss erhalten werden.

Training kommt nicht ohne Rückschläge. Innerhalb einiger Wochen der Ausführung eines bestimmten Trainingsplans kann es sein, dass Gewichtsverlust mühsamer wird, und das Tempo, zu welchem man Gewicht verliert, fängt an, sich zu verlangsamen. Manchmal geschieht das, da sich die Muskeln an das Training, das Sie absolvieren, gewöhnt haben. Der Körper besitzt eine beeindruckende Fähigkeit, sich an Stress anzupassen. Training ist Stress, an welchen sich der Körper gewöhnen muss um stärker zu werden. Das Problem liegt darin, dass sich ständig wiederholende Übungen keinen Stress mehr für den Körper auf die gleiche Weise sind, in anderen Worten stressen sie den Körper nicht mehr so, wie sie das für gewöhnlich taten. Das liegt daran, dass der Körper etwas wiederholt, zu was er leicht fähig ist; daher müssen sich die Muskeln daran nicht anpassen.

Alles, was Sie am Ende tun, ist Kalorien zu verbrennen, was zu einem gewissen Grad dem Körper beim Abnehmen hilft. Um jedoch weiterhin abzunehmen, müssten Sie sich noch mehr bewegen, eine strengere Diät einhalten, oder beides. Aber wenn der Körper herausgefordert wird, wird ihm dabei geholfen, Fitness zu entwickeln, und ein hoher Grad an Fitness ist eine hervorragende Art, leichter das Gewicht zu kontrollieren.

Angesichts dieser Sachverhalte wird es wichtig, eine Trainingsroutine regelmäßig zu verändern. Das hilft dabei, den Körper wieder herauszufordern, indem man Muskeln dazu zwingt, sich neuen Stufen von Stress anzupassen, und erneut kann vielfache Kalorienverbrennung auftreten. Wie oft man eine Trainingsroutine verändert werden muss hängt von einem selbst und vielen anderen Faktoren wie Gene, Erholungsschnelligkeit, Ernährung oder Fitnessgrad ab.

Es kann auch eine gute Übung sein, andere Aspekte der Trainingsroutinen wie die Häufigkeit, die Dauer, das Tempo und die Zeit des Trainings zu verändern.

Wenn es um gute Gesundheit und Gewichtsabnahme geht, stehen Training und Diät in Wechselbeziehung miteinander. Training ohne eine ausgewogene Ernährung ist nicht nützlicher als eine Diät, bei der man inaktiv bleibt.

## Aufwärmen und Abwärmen

Es ist sehr wichtig, dass Sie das allgemeine Aufwärmen absolvieren bevor Sie sich dehnen. Es ist *keine* gute Idee zu versuchen, sich zu dehnen, bevor Ihre Muskeln warm sind. Aufwärmen kann mehr tun als steife Muskeln zu lösen; wenn es richtig gemacht wird, kann es sogar Leistungsfähigkeit verbessern und die Wahrscheinlichkeit, sich während des Trainings zu verletzen, verringern.

Andererseits kann schlechtes oder gar kein Aufwärmen das Risiko vergrößern, sich zu verletzen. Wenn Sie morgens aufstehen, sind

Ihre Muskeln und Ihr weiches Gewebe anfangs fest. Tatsächlich sind Ihre Muskeln zu dieser Uhrzeit im Allgemeinen etwa 10 Prozent kürzer als ihre normale Länge im Ruhezustand. Wenn Sie sich bewegen, dehnen sie sich auf ihrer normalen Länge aus. Wenn Sie mit dem Training beginnen, dehnen sich Ihre Muskeln sogar noch um etwa 10 Prozent mehr als ihre Länge im Ruhezustand.

Das bedeutet, Sie haben eine Veränderung von 20 Prozent in Muskellänge von der Zeit, zu der Sie aufstehen bis zu der Zeit, zu der Ihre Muskeln gut aufgewärmt sind. Entsprechend elementarer Gesetze der Physik arbeiten Muskeln effektiver, wenn sie länger sind; sie können mit weniger Arbeit mehr Kraft ausüben. Das bedeutet auch, dass längere Muskeln weniger anfällig für Verletzungen sind.

Im Allgemeinen sollte Aufwärmen mit Drehbewegungen der Gelenke beginnen, anfangend entweder bei Ihren Zehen und Sie arbeiten sich dann nach oben, oder bei Ihren Fingern und Sie arbeiten sich dann nach unten. Dies erleichtert Gelenkbewegungen, indem das gesamte Gelenk mit Gelenkflüssigkeit geschmiert wird. Eine solche Schmierung erlaubt Ihren Gelenken, leichter zu funktionieren wenn sie dazu aufgerufen werden, bei Ihren sportlichen Aktivitäten mitzumachen. Sie sollten langsame kreisende Bewegungen machen, sowohl im als auch gegen den Uhrzeigersinn, bis sich das Gelenk reibungslos bewegt.

Abwärmen kann Ihnen auch dabei helfen, Verletzungen zu vermeiden. Es bringt Ihre Muskeln auch sanft zurück in einen Ruhezustand. Gutes Auf- und Abwärmen sind besonders wichtig vor und nach hartem Training, bei welchem Sie Ihre Muskeln an deren Grenzen treiben. Die zusätzliche Zeit, die Sie aufwenden, Ihre Muskeln vor einem Trainingslauf oder Rennen aufzuwärmen und danach abzuwärmen ist die Mühe wert, da dadurch Leistungsfähigkeit gesteigert und die Wahrscheinlichkeit, sich zu verletzen, verringert werden.

Dehnen ist kein berechtigtes Mittel, sich abzuwärmen. Es ist nur Teil des Vorgangs. Nachdem Sie Ihr Training absolviert haben, ist die beste Art, Muskelermattung und Muskelkater (hervorgerufen durch die Produktion von Milchsäure Ihrer maximalen oder nahezu maximalen Muskelanspannung) zu reduzieren, indem Sie ein leichtes Abwärmen durchführen. Dieses Abwärmen ist ähnlich der zweiten Hälfte des Aufwärmens (aber in umgekehrter Reihenfolge). Das Abwärmen besteht aus den folgenden Phasen:

- Sportspezifische Aktivität.

- Dynamisches Dehnen.

- Statisches Dehnen.

Idealerweise sollten Sie Ihr Abwärmen mit etwa 10-20 Minuten sportspezifischer Aktivität beginnen (vielleicht nur ein bisschen intensiver als Ihr Aufwärmen). In Wirklichkeit kann es jedoch sein, dass Sie keine zusätzlichen 10-20 Minuten am Ende Ihres Trainings zu Verfügung haben. Sie sollten jedoch versuchen, in diesem Fall wenigstens 5 Minuten sportspezifische Aktivität durchzuführen. Der sportspezifischen Aktivität sollte sofort Dehnen folgen: Zuerst führen Sie leichtes dynamisches Dehnen durch bis Ihre Herzfrequenz auf ihre normale Frequenz herunter kommt, und dann verrichten Sie etwas statisches Dehnen. Sportspezifische Aktivität, gefolgt von Dehnen, kann Krämpfe und Schmerzen in ermüdeten Muskeln vermindern und Sie werden sich dadurch besser fühlen.

Angespannte Muskeln haben nicht ihr gesamtes Bewegungsspektrum zu Verfügung. Mangel an Flexibilität ist vermutlich die größte Ursache von Tendinitis der Achillessehne (Entzündung der Achillessehne) und ist ein Hauptfaktor bei chronischen Fersenschmerzen und Shinsplints. Obwohl die Muskeln am Hinterbein (die Kniesehnen) dazu neigen, die Arbeitspferde zu sein, vergessen Sie trotzdem nicht, ebenfalls die Muskeln der Vorderbeine zu dehnen. Sie sind auch fleißig.

Dehnen ist nicht dasselbe wie Aufwärmen. Der Versuch, „kurze" Muskeln zu dehnen, kann Verletzungen verursachen. Die beste Zeit zum Dehnen ist nach einem Lauf, wenn Ihre Muskeln warm und verlängert sind. Machen Sie Dehnen zu einem Teil Ihrer täglichen Routine. Es ist sowohl zur Vorbeugung vor Verletzungen als auch für deren Behandlungen nützlich. Wenn es richtig gemacht wird, macht Dehnen flexibler, und dies übersetzt sich direkt in ein verringertes Verletzungsrisiko.

Der Grund ist, dass sich ein Muskel/ eine Gruppe von Sehnen mit einem größeren passiven Spielraum weniger wahrscheinlich reißt wenn er aktiv benutzt wird. Dehnen wird auch als erholungsbeschleunigend erachtet und kann sportliche Leistungsfähigkeit steigern. Über Letztgenanntes wurde sich noch nicht vollständig in der medizinischen Literatur geeinigt, aber verbesserte biomechanische Leistungsfähigkeit wurde als Erklärung vorgeschlagen. Zusätzlich können vergrößerte Flexibilität des Halses, der Schultern und des oberen Rückens die Atemfunktion verbessern.

Es gibt verschiedene Methoden des Dehnens:

- Isometrisch: Isometrisches Dehnen ist eine Art des statischen Dehnens (das bedeutet, es verwendet keine Bewegungen), welche die Widerstandskraft von Muskelgruppen durch isometrische Kontraktionen (Anspannen) des gedehnten Muskels einbezieht. Die Anwendung von isometrischem Dehnen ist eine der schnellsten Arten, größere statisch-passive Flexibilität zu entwickeln und ist effektiver als sowohl passives wie aktives Dehnen allein. Isometrisches Dehnen hilft auch dabei, Kraft in den „angespannten" Muskeln zu entwickeln (was dabei hilft, statisch-aktive Flexibilität auszuprägen), und scheint die Menge der Schmerzen zu verringern, die gewöhnlich mit dem Dehnen zusammenhängen.

- Ballistisch: Ballistisches Dehnen benutzt die Schwungkraft eines sich bewegenden Körpers oder einer Extremität in einem Versuch, es zu zwingen, sich über seinen normalen Bewegungsradius hinaus zu bewegen. Dies ist Dehnen, indem man in eine gedehnte Position hinein- (oder aus ihr heraus-) federt und dabei die gedehnten Muskeln als eine Sprungfeder benutzt, die Sie aus der gedehnten Position herauszieht (zum Beispiel wiederholtes Abwärtsfedern um die Zehnen zu berühren) . Dieser Typ des Dehnens wird nicht als nützlich betrachtet und kann zu Verletzungen führen. Es erlaubt den Muskeln nicht, sich an die gedehnte Position zu gewöhnen und sich darin zu entspannen. Es kann stattdessen dazu führen, dass sie sich durch wiederholtes Aktivieren des Dehnreflexes zusammenziehen.

- Dynamisch: Dynamisches Dehnen bedeutet die Bewegung von Körperteilen und allmähliches Steigern von Reichweite, Geschwindigkeit der Bewegungen, oder beidem. Verwechseln Sie dynamisches nicht mit ballistischem Dehnen. Dynamisches Dehnen besteht aus kontrollieren Arm- und Beinschwingungen, die Sie (sanft!) bis an die Grenzen Ihrer Bewegungsspanne bringen. Ballistisches Dehnen umfasst den Versuch, einen Körperteil über seine Bewegungsspanne hinaus zu dehnen. Bei dynamischem Dehnen gibt es kein Federn oder „ruckartigen" Bewegungen. Ein Beispiel von dynamischem Dehnen wären langsame, kontrollierte Beinschwünge, Armschwünge oder Körperdrehungen.

- Aktiv: Aktives Dehnen wird auch als *statisch-aktives Dehnen* bezeichnet. Eine aktive Dehnung ist eine, bei welcher man eine Position einnimmt und diese nur mit der Stärke der Agonisten und ohne weitere Unterstützung hält. Ein Beispiel ist das Hochnehmen des Beins und das Halten dieses ohne Unterstützung (außer durch die Beinmuskeln selbst), um das Bein in dieser ausgestreckten Position zu fixieren.

- Passiv: Passives Dehnen wird auch als *entspanntes Dehnen* und als *statisch-passives Dehnen* bezeichnet. Eine passive Dehnung ist eine, bei der man eine Position einnimmt und diese mit einem anderen Körperteil oder mit Unterstützung eines Partners oder einer anderen Vorrichtung hält. Ein Beispiel ist das Hochziehen des Beins und dann das Halten des Beins mit Hilfe der Hand.

- Statisch: Viele Leute benutzen abwechselnd die Ausdrücke "passives Dehnen" und "statisches Dehnen". Jedoch gibt es eine Anzahl von Menschen, die diese beiden unterscheiden. *Statisches Dehnen* besteht aus dem Dehnen eines Muskels (oder einer Muskelgruppe) so weit es geht und dann diese Position zu halten, wohingegen *passives Dehnen* in einer entspannten Person besteht, die gelockert (passiv) ist, während irgendeine äußere Kraft (entweder eine Person oder eine Vorrichtung) die Gelenke durch den Bewegungsradius bringt.

- Propriozeptive neuromuskuläre Fazilitation (PNF): PNF-Dehnen ist im Moment die schnellste und effektivste bekannte Möglichkeit, die statisch-passive Flexibilität zu erhöhen. PNF ist ein Akronym für *propriozeptive neuromuskuläre Fazilitation.* Es ist nicht wirklich eine Art des Dehnens sondern vielmehr eine Technik, passive Dehnungen und isometrische Dehnungen zu kombinieren, um maximale statische Flexibilität zu erhalten.

Um den größten Nutzen aus dem Dehnen zu ziehen und gleichzeitig Verletzungen zu minimieren, sollte das Dehnen nach dem Aufwärmen geschehen. Die erhöhte Durchblutung in den Muskeln unterstützt den Gewinn an Flexibilität durch das Dehnen und ist ein wichtiger Faktor bei der Vorbeugung vor Verletzungen. Statisches Dehnen wird gemacht, indem man langsam ein Gelenk zum Äußeren des Bewegungsradius bewegt. Ein leichtes „Ziehen" sollte im gewünschten Muskel gespürt werden.

Diese Position wird dann für 15 – 20 Sekunden gehalten. Dehnen Sie nicht so lange, bis es schmerzt, und federn Sie nicht, da dies Verletzungen des Muskels hervorrufen kann. Während der Dauer der Dehnübungen scheint jede nachfolgende Dehnung einer bestimmten Muskelgruppe stufenweise mehr Flexibilität aufzuweisen. Ein Satz von 3 bis 5 Dehnungen reicht vermutlich, um das Meiste aus der Routine herauszuholen.

Wechseln Sie zwischen agonistischen und antagonistischen Muskelgruppen (zum Beispiel Quadrizeps und Achillessehne) und wechseln Sie die Seiten. Es ist auch eine gute Idee, mit dem Hals zu beginnen und sich zu den Füßen hinunter zu arbeiten. Dies ermöglicht Ihnen, die Zunahme der Flexibilität durch zuvor gedehnte Muskelgruppen auszunutzen. Auch nach dem Training sollte gedehnt werden. Die Dehnungen nach dem Training werden als Hilfe bei der Erholung betrachtet. Kalte Wickel können auf wunden Stellen angewendet werden bei denen, die von einer Verletzung genesen.

Es gibt eine beachtliche Schwankung der Grundflexibilität zwischen einzelnen Menschen. Es können auch Schwankungen bei einer einzelnen Person auftreten (zum Beispiel flexible Schultern aber unflexible Hüften oder eine flexible rechte Achillessehne aber eine straffe, unflexible linke Achillessehne). Genetik, Verletzungen und abnormale Biomechanik spielen alle eine Rolle bei diesen Unterschieden.

Man sollte nicht versuchen, große Zunahmen der Flexibilität in kurzer Zeit zu erhalten. Dehnen sollte allmählich über einen langen Zeitraum hinweg erfolgen und dann beibehalten werden, um zu vermeiden, dass man wieder in Inflexibilität zurück verfällt. Einige Menschen beginnen mit Begeisterung ein Dehnprogramm, aber hören zwei Wochen später damit auf, da sie darin keinen Nutzen gesehen haben. Seien Sie geduldig und beständig. Es braucht lange.

Es ist sehr wichtig, sich während des Dehnens zu entspannen. Es sollte keine gehetzte Disziplin sein. Denken Sie nicht über Ihre Arbeit nach und schauen Sie nicht anderen beim Training zu. Die „Ich-muss-mich-beeilen-und-das-erledingen-damit-ich-gehen-kann"-Einstellung ist kontraproduktiv. Dies ist ein Zeitpunkt um Ihre Atmung zu verlangsamen und Ihren Geist freizumachen. Es sollte daran gedacht werden, dass kein Dehnen schmerzhaft sein sollte. Schmerz zeigt entweder auf falsche Technik hin oder auf ein medizinisches Problem.

# Aerobische Übungen

Aerobische Übungen sind nur dann eine effektive Art, Fett zu verlieren, wenn Sie motiviert genug sind, um regelmäßig zu trainieren. Aerobics verbrennen Fett nur während des Trainings. Wenn Sie also ermutigende Resultate wollen, müssen Sie dazu in der Lage sein, jeden Tag und für längere Zeiträume zu trainieren. Aerobic-Kurse sind bei vielen sehr beliebt um abzunehmen.

Sie können sehr effektiv darin sein, eine große Menge von Gesamtenergie in einer einzigen Sitzung zu verbrennen. Wenn jedoch eine Person übergewichtig ist und/ oder nicht in Form, kann der Kurs für angemessene Fettverbrennung zu anstrengend sein, besonders dann, wenn die Person hoch motiviert dazu ist, mit den anderen, fitteren Mitgliedern des Kurses mitzuhalten. Für diese Person würde das Atmen sehr schwer werden und dies wird immer darin enden, dass Kohlenhydrate die Hauptbrennstoffe werden, was den Prozentsatz des verbrannten Fettes nach unten drückt.

Ein erfolgreiches Trainingsprogramm umfasst regelmäßige körperliche Aktivität, die rhythmisch und sich wiederholt, das Kreislaufsystem herausfordert und große Muskeln benutzt. Das Trainingsprogramm muss die Durchblutung zu den Muskeln deutlich erhöhen über einen ausgedehnten Zeitraum hinweg, was die Fitness des Herz-Kreislauf-Systems fördert. Solche Übungen werden isotonisch, dynamisch oder aerobisch genannt. Wenn Sie ein gesundes Herz haben wollen, müssen Sie aerobisches Training durchführen.

Aerobische Aktivität bedeutet wirklich „bringt das Blut in Bewegung". Wenn das Herz schneller schlägt, zirkuliert das Blut schneller und bringt so zusätzlichen Sauerstoff zu den Muskeln. Diese entwickeln Kraft oder Fitness des Herz-Kreislauf-Systems. Einige empfohlene aerobische Aktivitäten sind Laufen, Wandern, Joggen, Fahrrad fahren, Schwimmen, Seilspringen und Rollschuh laufen. Einige Formen des Trainings, wie Gewichtheben, kann Muskelkraft aufbauen ohne die Fitness des Herz-Kreislauf-Systems zu verbessern.

Eines der Hauptbestandteile eines Fitnessprogramms sind aerobische oder kardiovaskuläre Übungen. Aerobisches Training bedeutet mit Luft. Ihr Körper benötigt mehr Sauerstoff wenn Sie trainieren, welchen Ihre Lungen über die Luft beziehen, die Sie atmen. Denken Sie an Sauerstoff als das Gas, das Sie in Ihr Auto geben.

Sie benötigen nicht mal annähernd so viel Benzin, wenn Ihr Auto an einer Ampel steht im Vergleich dazu, wenn Sie das Auto fahren. Aerobisches Training ist wichtig beim Halten des Gewichts, da Sie Kalorien durch fortwährende Bewegung bei gemäßigter Geschwindigkeit verbrennen. Aerobisches Training umfasst im Allgemeinen das Benutzen der großen Muskeln inklusive des Rückens, der Brust, der Beine und des Hinterns. Bewegungen, die kleinere Muskelgruppen verwenden wie die Handgelenke, zählen nicht als aerobisches Training.

Der Hauptnutzen des aerobischen Trainings ist, dass es den Herzmuskel stärkt und die Effizienz von Herz, Lungen und des

Kreislaufsystems verbessert. Es gibt jedoch zahlreiche Nutzen von aerobischem Training. Zum Beispiel können Sie, wenn Sie regelmäßig aerobisches Training durchführen:

- Kalorien und Körperfett verbrennen während Sie die magere Körpermasse vermehren oder erhalten,

- Stress und körperliche Spannung rauslassen,

- das Immunsystem stärken,

- Blutcholesterin verringern,

- HDL-Cholesterin oder "guten" Cholesterin erhöhen,

- den Blutdruck senken,

- das Risiko von Herzkrankheiten verringern,

- die Fähigkeit des Körpers verbessern, Sauerstoff zu verwenden,

- Stärke und Energieniveau vergrößern,

- körperliches Aussehen verbessern,

- Das Risiko, an Osteoporose zu erkranken, verringern (außer Schwimmen),

- Den Auswirkungen des Alterns entgegenwirken,

- Die Stoffwecheleffizienz Ihres Körpers verbessern,

- Blutzuckerkontrolle verbessern für Diabetiker,

- länger leben.

Aerobisches Training wie Laufen oder Schwimmen wird eine größere Menge an Körperfett verbrennen. Aerobisches Training ist eine wirksame Art, Fett nur dann zu verlieren, wenn Sie motiviert genug sind, regelmäßig zu trainieren. Aerobische Übungen verbrennen Kalorien nur während des Trainings. Wenn Sie also ermutigende Resultate wollen, müssen Sie dazu in der Lage sein, täglich und über längere Zeit hinweg zu trainieren.

Anaerobisches Training verbrennt mehr Kalorien als aerobisches Training, da jede Bewegung erzeugt mehr Kraft von den Zellen. Wenn sich jedoch Muskelzellen mit mehr Kraft zusammenziehen, wechseln sie über zu Kohlenhydraten als Hauptenergiequelle. Diese Art von Übungen mag nicht zutreffend klingen für das Abnehmen, aber es kann tatsächlich dabei helfen, eine anpassungsfähige Antwort mit einem Nebeneffekt einer erhöhten Stoffwechselrate zu erzeugen. Während den Zeiträumen des Erholens beschleunigen Zellen den Fettverbrennungsprozess.

# Laufen

Laufen ist nicht nur eine großartige Übung, um die Gesundheit zu erhalten, sondern auch eine der besten Übungen, die helfen, das Gewicht zu kontrollieren, die Knochen zu stärken, die Beinmuskeln zu formen und eine gute Haltung zu bewahren. Viele Leute, die versuchen abzunehmen, führen oft ein Training durch von dem sie glauben, dass es mehr Kalorien verbrennt, und wundern sich nach ein paar Wochen, warum sie kaum Ergebnisse sehen. Langanhaltender Fettverlust braucht seine Zeit. Auch wenn die Kalorien zählen, geht es nicht nur darum, so viele Kalorien wie möglich zu verbrennen, besonders während der Anfangsphase des Abnehmens.

Um Fettgewicht zu reduzieren ist es grundlegend, mit einem Training zu beginnen, das dabei hilft, Fett direkt zu verbrennen. Eines, das auch dabei hilft, langsam das Fitnessniveau zu steigern, so dass die Kalorien verbrennenden Übungen später beim Training durchgeführt werden können um das Abnehmen zu beschleunigen. *Laufen ist vermutlich die beste Übung, um langfristig abzunehmen.*

Laufen ermöglicht es uns, zu einem gleichmäßigen und beständigen Tempo zu trainieren, eine weitere Voraussetzung, die es uns ermöglicht, wirksam Fett zu verbrennen. Aber denken Sie nicht, dass ein Laufprogramm mit gemäßigter Intensität schnell funktioniert, ansonsten werden Sie enttäuscht sein. Wenn Sie Laufen als Mittel zum Abnehmen benutzen wollen, ist es das Beste, wenn Sie regelmäßig aktiv sind.

Viele übergewichtige oder viel sitzende Leute neigen dazu, ein sinkendes Fitnessniveau zu haben. Das liegt oft daran, dass ein Mangel an Bewegung über einen Zeitraum hinweg den Muskeln und dem Energiesystem erlaubt, an Effizienz zu verlieren. Laufen und Joggen sind großartige Übungen, um Kalorien zu verbrennen, dennoch verlangen sie von Menschen außer Form oftmals zuviel Energie ab. Übungen, die zu anstrengend sind, bringen den Körper dazu, mehr Kohlenhydrate zu verbrennen.

Wenn Sie schnell abnehmen wollen, dann ist ein kardiovaskuläres oder aerobisches Training wirksamer beim Verbrennen des überschüssigen Körpergewichts. Schnelles Laufen oder schnelles Laufen abwechselnd mit Joggen wird mehr Fett verbrennen und Ihnen dabei helfen, schneller abzunehmen.

Wie Sie laufen ist auch wichtig:

- Laufen Sie mit erhobenem Kinn und leicht zurückgeschobenen Schultern.

- Laufen Sie so, dass Ihre Fußferse zuerst auf dem Boden aufkommt. Rollen Sie Ihr Gewicht während des Laufens nach vorne ab.

- Laufen Sie so, dass Ihre Zehen nach vorne zeigen statt zur Seite.

- Schwingen Sie Ihr Arme während Sie laufen leicht mit.

Während des Laufens sollten Sie auch an Ihr Lauftempo denken.

- Wenn Sie Ihrer Gesundheit wegen laufen, sollte eine Geschwindigkeit von etwa 3 Meilen pro Stunde (oder etwa 120 Schritten pro Minute; weniger, wenn Sie größer sind) richtig sein. Das ist eine 20-Minuten-Meile.

- Wenn Sie laufen, um abzunehmen, sollten Sie das Tempo auf 4 Meilen pro Stunde (oder 135 Schritten pro Minute) erhöhen, eine 15-Minuten-Meile.

Fettverbrennung setzt voraus, dass der Körper bei geringerer Kraftanstrengung trainiert, und viele Übungen gewährleisten diese Tatsache nicht. Betrachten wir das Joggen. Um fortwährend Kalorien zu verbrennen und mit dem Tempo eines Trainingspartners mitzuhalten kann dazu führen, dass man über seine Grenzen hinaus geht um der Meinung zu sein, man habe ein ordentliches Training absolviert.

Ist die Herzfrequenz jedoch zu hoch, ist es unmöglich, einen großen prozentualen Anteil an Fett zu verbrennen. Laufen gestattet es uns auch, zu einer gleichmäßigen und beständigen Geschwindigkeit zu trainieren, eine weitere Voraussetzung, die es uns ermöglicht, wirksam Fett zu verbrennen.

# Joggen

Wie das Laufen ist auch Joggen ein großartiges aerobisches Training, das einfacher zu lernen ist als einige der anderen Aktivitäten wie Schwimmen oder Fahrrad fahren. Joggen braucht für dieselben aerobischen und kalorieverbrennenden Nutzen des Laufens weniger Zeit. Es ist auch genauso einfach.

Es gibt einige Leute, die glauben, Joggen wäre die beste Art der Bewegung, um abzunehmen. Ein 30-minütiges Joggen dreimal die Woche hat vielen Menschen bei der Gewichtskontrolle geholfen, jedoch gibt es einen Unterschied zwischen Gewichtskontrolle und Gewichtsverlust. Ich persönlich würde Joggen nicht zum Abnehmen empfehlen, besonders nicht für einen Anfänger oder eine übergewichtige Person.

Joggen ist in der Tat eine großartige Übung, die dabei hilft, viele Kalorien zu verbrennen, Fitness und Energie zu steigern, aber das Problem beim Joggen ist, dass es mögliche Verletzungen geben kann. Die Knie- und Fußgelenke bekommen viele Stöße durch das ständige Aufprallen des Fußes auf den Boden ab.

Für eine übergewichtige Person könnte dieser ständige Stress sogar noch massiver sein. Jede eventuelle Verletzung könnte wochenlange Ruhe und Erholung bedeuten, aber das heißt für einige Zeit kein Training, und Stillstand ist keine Art, auf Dauer abzunehmen. Wenn die Person auf Diät nach der Genesung wieder beginnt, könnte der Kreislauf der Verletzungen wieder anfangen.

Auch ist Joggen ein Training, bei dem das gesamte Körpergewicht bei jeder Bewegung beteiligt ist, in anderen Worten heißt dies, dass das Gewicht getragen werden muss, was das Joggen für einen Anfänger in ein anstrengenderes Training verwandeln kann als Schwimmen oder Rudern. Wenn man mit größerer Kraftanstrengung trainiert, neigt der Körper dazu, mehr Kohlenhydrate zu verbrennen, das heißt selbst wenn ein Lauf viele Kalorien verbrennen würde, wäre es nicht brauchbar bei dem Verlust von Fettgewicht wenn 90% der verbrannten Kalorien Kohlenhydrate sind.

Menschen auf Diät sollten versuchen, Joggen zu meiden bis sie etwas abgenommen haben und ein bisschen mehr in Form sind. Dann kann Joggen nützlicher werden, um das Gewicht zu halten. Es kann für den Anfänger klug sein, das Training mit leichter und wenig anstrengender Aktivität zu beginnen wie Laufen. Es wird empfohlen, dass Anfänger damit beginnen, zu laufen und abschnittsweise joggen.

Zwei Minuten Laufen gefolgt von einer Minute Rennen ist ein guter Anfang. Verringern Sie langsam den Laufanteil, bis sie 20 Minuten ohne Unterbrechung joggen können. Stellen Sie sicher, dass Sie sich richtig aufwärmen um Verletzungen zu vermeiden, und es ist auch sehr empfohlen, dass Sie nach dem Training abwärmen.

# Schwimmen

Schwimmen bringt uns den größten Nutzen einer Bewegung in einem Medium, dass sich völlig von Land unterscheidet – das Wasser. Die Bewegungsabläufe sind von denen unseres täglichen Lebens sowie von denen, die wir in anderen Übungen, Sportarten und Freizeitbetätigungen erfahren haben, recht verschieden. Schwimmen ist eine der wenigen Arten eines Trainings, das die allgemeine Fitness verbessert, da es Kraft, Ausdauer und Geschmeidigkeit gleichzeitig ankurbeln kann. Schwimmen wird jedoch nicht die Knochen aufbauen, da man dazu gewichttragende, auf dem Land auszuführende Übungen absolvieren muss.

Schwimmen ist eine hervorragende Wahl für aerobische Konditionierung, da es die meisten wichtigsten Muskelgruppen des Körpers erfordert; es gibt keine Betätigung, die dies effektiver tut als Schwimmen.

Schwimmen lässt Ihre Arme, Schultern, Hüften, Ihren Unterleib und Ihre Beine arbeiten während die Bewegung Ihres Körpers gegen die Widerstandskraft des Wassers ankämpft. Es ist außerdem schonender für Gelenke und Knochen als Joggen oder Laufen, da es keine Stöße auf die Gelenke ausübt. Daher sind Sie einem geringeren Risiko ausgesetzt. Aus dem selben Grund wären jedoch laufen oder Joggen die bessere Wahl, wenn Sie Osteoporose haben, da diese gewichtstragenden Betätigungen die Knochen stärken.

Schwimmen ist eine gute Wahl für Leute, die sich körperlich betätigen wollen, aber Probleme haben könnten mit gewichtstragenden, auf dem Land auszuübenden Aktivitäten wie Menschen mit Arthritis oder anderen Gelenkproblemen, wie auch solche, die übergewichtig oder schwanger sind.

Ein zusätzlicher Bonus für diejenigen mit Lungenproblemen wie Asthma ist, dass die Luft um das Schwimmbecken für gewöhnlich sehr feucht ist, was das Atmen erleichtert.

Man kann dazu erachten, all die Vorteile für das Herz-Kreislauf-System des Laufens zu haben, aber mit einigen kraftaufbauenden Folgen des Gewichtstrainings und einige der geschmeidigkeitsfördernden Wirkungen des Tanzunterrichts.

Schwimmen ist eine Betätigung, die Leute allen Alters und allen Fitnessniveaus aufnehmen können, und es ist so gut wie jedem zugänglich. Von der Person außer Form, die ihre ersten Züge im flachen Wasser schwimmt, bis hin zu Wettbewerbsschwimmer, der sich auf ein Rennen vorbereitet, ist Schwimmen eine körperliche Betätigung, die jeder auf seinem eigenen Niveau durchführen kann.

Ihr Körper wird jedoch festlegen, wie schnell Sie schwimmen können bei gegebenem Arbeitsaufwand. Während die Fähigkeit, schneller zu schwimmen, ein Anzeichen von sich steigernder Fitness ist, versuchen Sie, sich über die Geschwindigkeit der anderen Schwimmer um Sie herum keine Sorgen zu machen. Das Wichtige ist, dass Sie Ihre eigene Geschwindigkeit verbessern und für einen akzeptablen Zeitraum schwimmen.

Schwimmen ist auch eine perfekte Art, Kalorien zu verbrennen während man eine nette Abkühlung im Schwimmbecken genießt. Sie können zwischen 600 – 800 Kalorien pro Stunde verbrennen, abhängig von Ihren Zügen. Der Freistil oder das Kraulen ist die Beste Bewegung für Herz-Kreislauf Nutzen. Andere Schwimmarten in Reihenfolge des aerobischen Nutzens sind Rückenschwimmen, Brustschwimmen und Seitenschwimmen. Die jeweiligen Muskelgruppen, die beim Schwimmen verwendet werden, können sich entsprechend der verwendeten Schwimmart ändern. Aber das Verwenden von einer Abwechslung zwischen Rückenschwimmen, Kraulen (Freistil) und Brustschwimmen wird alle Muskelgruppen verwenden: Bauchmuskeln, Bizeps und Trizeps, Gluteus, hintere Oberschenkelmuskel und Quadrizeps.

Im Bezug auf die Menge an Energie, die verbraucht wird, hat Schwimmen viele Vorteile gegenüber vieler anderen Aktivitäten. Eine Person, die schwimmt, benötigt Energie, um Auftrieb zu erhalten damit er den Körper durch das Wasser vorwärts treiben kann und um gegen das Untergehen anzukämpfen. Da verwendete Energie für das Verbrennen von Kalorien steht, kann es eine wertvolle Möglichkeit der Gewichtskontrolle sein.

Wenn Sie mit einem Schwimmprogramm für die Fitness beginnen und nicht besonders in Form sind, fangen Sie mit dem Schwimmen einer Bahn an, gefolgt von einer Pause von 30 Sekunden bis einer Minute. Erschöpfen Sie sich nicht, indem Sie sich das Schwimmbecken hoch und runter jagen. Fangen Sie leicht an.

Über ein paar Wochen hinweg können Sie die Zeit erhöhen, die Sie mit dem Schwimmen verbringen. Wenn Sie ein gewisses Fitnessniveau erreicht haben, können Sie ein Programm einführen, bei welchem man sich mit langsamen Zügen für 5-10 Minuten aufwärmt, gefolgt von 20-40 Minuten von kontinuierlichem Schwimmen mit verschiedenen Schwimmarten, endend mit einer fünfminütigen Abwärmphase mit langsamerem, leichterem Schwimmen. So langes Schwimmen 3-5 Mal in der Woche sollte Ihnen einen guten Umfang an aerobischer Bewegung geben, um die Gesundheit von Herz und den Lungen zu verbessern. Diese Bewegung wird jedoch keine Auswirkungen auf die Stärke Ihrer Knochen haben.

Darum ist es eine gute Idee, zu Laufen oder zu Joggen oder anderes Gewichtstraining zu machen aufgrund des Stresses, dem die Knochen ausgesetzt werden, was den Knochen dabei hilft, ihre Masse zu erhalten oder zu vergrößern.

Selbstverständlich können Sie abgesehen von Schwimmen andere Formen von Bewegung im Wasser ausführen, entweder alleine oder in einem Kurs. Es gibt Wasserwalking, Wasseraerobic (manchmal Aqua Aerobics genannt), Wasseryoga und Dehnen im Wasser, um nur einige aufzuzählen.

# Notizen

# Meine Erfolgstabelle

| Datum | Gewicht | Umfang | | |
| --- | --- | --- | --- | --- |
| | | Bauch | Ober-schenkel | Po |
| | | | | |
| | | | | |
| | | | | |
| | | | | |
| | | | | |
| | | | | |
| | | | | |
| | | | | |
| | | | | |
| | | | | |
| | | | | |
| | | | | |
| | | | | |
| | | | | |
| | | | | |
| | | | | |
| | | | | |
| | | | | |